AF859104

Bluthochdruck muss nicht sein

www.weltinnenraum.de

Dieses Buch ist inhaltlich weitgehend identisch
mit dem im Mosaik Verlag erschienenen Titel:
Ayurveda bei Bluthochdruck
und Gefäßkrankheiten

Aurum Verlag in:
© J. Kamphausen
Verlag & Distribution GmbH
info@j-kamphausen.de
www.weltinnenraum.de
Enddurchsicht:
Hermann Jung

Fotos, Tabellen:
Schrott, Schachinger, MEV
Typografie, Satz: Wilfried Klei
Umschlag-Gestaltung:
KleiDesign
Druck & Verarbeitung:
Westermann Druck Zwickau

Deutsche Ausgabe:

Die Deutsche Bibliothek – CIP-Einheitsaufnahme

Ein Titeldatensatz für diese Publikation
ist bei der deutschen Bibliothek erhältlich.

1. Aufl. - 2003

ISBN 3-89901-008-6

Dr. med. Wolfgang Schachinger
Dr. med. Ernst Schrott

Bluthochdruck muss nicht sein

Die wertvollsten Tipps des Maharishi Ayur-Veda bei Bluthochdruck und Gefäßkrankheiten

AURUM

Einleitung

„Ich kann mich nicht damit abfinden, lebenslänglich diese Tabletten zu nehmen!“, sagt Josef B., Geschäftsführer eines großen Handelsunternehmens, der wegen hohen Blutdrucks (Hypertonie) die Ayurveda-Sprechstunde aufsuchte. “Vor einem Jahr ging ich wegen ständiger Müdigkeit zur Vorsorgeuntersuchung. Mein Arzt hat erhöhten Blutdruck und erhöhtes Cholesterin festgestellt, mir zwei Packungen Tabletten ausgehändigt und gesagt, ich solle öfters zur Blutdruckkontrolle kommen. Kann man denn gar nichts tun, außer Medikamente einzunehmen?”

Ist eine Ergänzung zur medikamentösen Therapie des Blutdrucks möglich?

Sind das nicht auch Ihre Gedanken und Worte? Sicherlich haben Sie dieses Buch deswegen gekauft, um das Symptom „hoher Blutdruck“ nicht nur mit Medikamenten, die auch noch mehr oder weniger Nebenwirkungen verursachen, in den Griff zu bekommen. Sie wollen der Sache auf den Grund gehen und Wege finden, Ihren Gesundheitszustand zu verbessern. Und nicht nur ein Symptom kaschieren, sondern die eigentlichen Ursachen des hohen Blutdrucks ausschalten und Ihr geistiges und körperliches Wohlbefinden wiederfinden, ohne (ausschließlich) auf „chemische Keulen“ angewiesen zu sein.

Zirka 18 Millionen Menschen im deutschen Sprachraum sind Hypertoniker, also Menschen mit ständig erhöhtem Blutdruck. Die meisten von ihnen spüren kaum, dass etwas nicht in Ordnung ist. Wie beim oben angeführten Patienten wird der erhöhte Blutdruck meist nur so „nebenher“ entdeckt, etwa bei einer Routineuntersuchung, einem Arztbesuch wegen anderer Beschwerden oder in einer lustigen Runde, in der aus Jux das neue Blutdruckmessgerät ausprobiert wird.

Ist der Blutdruck erhöht, lautet die Konsequenz fast immer, lebenslänglich Medikamente einzunehmen. Trotz intensiver Erforschung der Ursachen des hohen Blutdrucks kann nur bei zirka 5 Prozent der Patienten eine organische Veränderung als Ursache des hohen Blutdrucks gefunden werden. Bei den übrigen 95 Prozent, also zirka 17 Millionen Menschen im deutschen Sprachraum, wird die Hypertonie als „essentiell“ oder „primär“ bezeichnet. Das heißt, dass die Ursachen nicht in organischen Krankheiten, sondern in psychosozialen und konstitutionellen Faktoren zu suchen sind. Gerade in diesem Bereich ist aber eine Schwachstelle der modernen naturwissenschaftlich orientierten Medizin zu orten: Wenn eine organische Ursache fehlt oder nicht gefunden werden kann, wird eben das Symptom behandelt.

Moderne Bluthochdrucktherapie setzt oft nicht an der Ursache an

Im Falle der Hypertonie macht man das aus gutem Grund. Man weiß, dass Menschen mit erhöhtem Blutdruck weitaus anfälliger für organische Erkrankungen im Herz-Kreislauf-System sind als Menschen mit normalem Blutdruck. Auch die Sterblichkeit bei diesen Krankheiten, zu denen Schlaganfälle, Herzinfarkte, Durchblutungsstörungen und Nierenversagen gehören, ist bei Menschen mit Bluthochdruck höher als bei der übrigen Bevölkerung. Die moderne Schulmedizin beschreitet vor allem den Weg, das Symptom „hoher Blutdruck“ meist ausschließlich oder zumindest vorwiegend medikamentös zu bekämpfen, um somit diese oft tödlichen Folgeerscheinungen zu verhindern. Dieser Weg ist enorm kostenintensiv, vor allem nur beschränkt wirksam und für den Patienten weder einsichtig noch angenehm.

In dieser Situation drängt sich der Ayurveda geradezu auf. Als Teil der uralten vedischen Wissenschaft Indiens, die in den letzten 40 Jahren von dem Gelehrten Maharishi Mahesh Yogi zum Teil wieder entdeckt, neu interpretiert und weltweit verbreitet wurde, hat er ein völlig anderes Menschenbild und Therapieansätze, die den Patienten mehr in den Prozess involvieren, sein geistiges und körperliches Gleichgewicht und damit seine Gesundheit wiederzufinden. In diesem uralten Wissen, das heute als Gesundheitsansatz des Maharishi Ayur-Veda zur Verfügung steht, erkennt man den menschlichen Körper als vollkommenes Abbild der Intelligenz der Natur (Veda). Allein diese Erkenntnis, aber auch noch viele weitere absolut natürliche und einsichtige therapeutische Schritte erlauben es heute jedem Menschen, vollkommene Gesundheit, Glück und Wohlbefinden als sein angeborenes Recht zu entdecken und zu verwirklichen.

Maharishi Ayur-Veda: Zeitgemäße Erweiterung der gängigen schulmedizinischen Therapie

Dieses ganzheitliche Gesundheitsmodell will nicht als Gegensatz zur modernen Medizin verstanden werden, sondern als eine längst fällige Erweiterung der derzeit gängigen Therapiemethoden. Nicht nur die Beseitigung gefährlicher Symptome, sondern die Orientierung auf dauerhafte Gesundheit und optimale Nutzung unserer geistigen und körperlichen Fähigkeiten ist das Ziel. Dieses Buch soll Ihnen einen verständlichen Einblick in Ihre Gesundheitsstörung sowohl aus der Sicht der modernen Naturwissenschaft als auch aus der Sicht des Maharishi Ayur-Veda geben. Es bietet Ihnen einfach nachzuvollziehende Ratschläge an, in Ihrer Krankheit nicht mehr ein unlösbares Problem, sondern eine Herausforderung zur dauerhaften Verbesserung Ihres geistigen und körperlichen Wohlbefindens zu sehen.

Kapitel 1

Bluthochdruck – das Krankheitsbild

Hypertonie – was ist das?

Der Blutkreislauf

Der Blutkreislauf hat die Aufgabe, den Körper mit allen Vitalstoffen zu versorgen und Stoffwechselendprodukte („Schlacken“) abzutransportieren, so dass sie ausgeschieden werden können. Die Vitalstoffe werden in der Lunge und im Verdauungstrakt aufgenommen und müssen von dort in alle Körperregionen gebracht werden. Dort werden sie von den Zellen jeweils unterschiedlich verarbeitet. Die dabei entstehenden Stoffwechselschlacken werden vom Blut aufgenommen und zu den Ausscheidungsorganen geführt. Zu den Aufgaben des Blutkreislaufes gehören auch die Wärmeregulation, die Verteilung von Hormonen und Botenstoffen im Körper und die Regulation des Wasserhaushaltes.

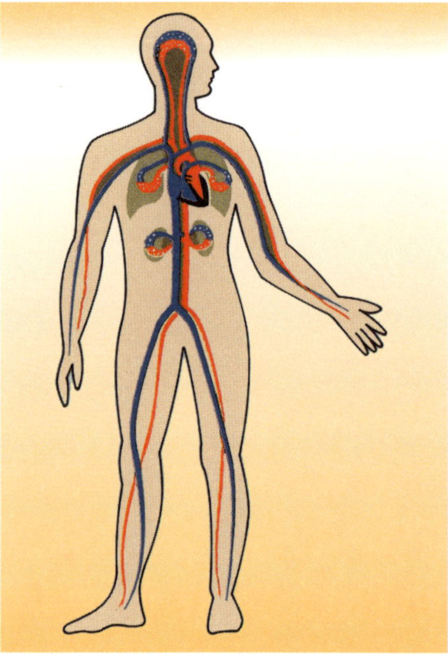

1: Der Kreislauf

Im Zentrum des Blutkreislaufs steht das *Herz*, das nach dem Prinzip einer Saugdruckpumpe mit einem Zweigefäßsystem – einem Hoch- und einem Niederdrucksystem – funktioniert. Die Gefäße, die Blut aus Körper und Lunge dem Herzen zuführen, nennt man *Venen*. Sie stehen unter sehr geringem Druck, das Blut fließt langsam. Gefäße, die Blut vom Herzen weg transportieren, werden als *Arterien* bezeichnet. Sie stehen unter höherem Druck als die Venen. Dieser Druck schwankt. In der Phase, in der sich das Herz zusammenzieht (sogenannte *Systole*) um das Blut auszupumpen, ist er etwas höher, in der Phase, in der sich das Herz erweitert und mit Blut füllt (sogenannte *Diastole*), etwas niedriger. Der Blutdruck des Herzens setzt sich in den Schlagadern (Arterien) fort und kann dort gemessen werden, beispielsweise am Oberarm oder am Handgelenk.

Blutdruck

Normalerweise beträgt der systolische Blutdruck zwischen 110 und 140 mm Hg (= Millimeter Quecksilbersäule), der diastolische Blutdruck unter 90 mm Hg. Nach dem Erfinder der heutigen Blutdruckmessung, dem italienischen Kinderarzt Dr. Scipione Riva-Rocci, wird er abgekürzt als RR aufgeschrieben und der systolische Blutdruck als erster Wert, der diastolische als zweiter Wert angegeben: RR 120/80 mm Hg ist ein Idealwert. Unter bestimmten Umständen kann der Blutdruck jedoch auch höher oder niedriger sein. Bei Wärme, Müdigkeit, Entspannung usw. sinkt der Blutdruck (zum Beispiel auf 95/60 mm Hg). Von einer Krankheit spricht man aber nur dann, wenn auch das subjektive Befinden eingeschränkt ist.

Ein normaler Blutdruck in Ruhestellung beträgt 120/80 mm Hg

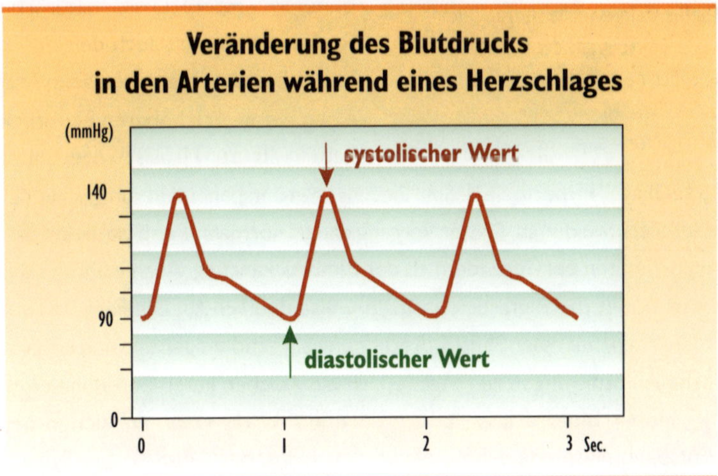

2: Druck in Diastole und Systole

Symptome der sogenannten *Hypotonie* (= zu niedriger Blutdruck) können sein: Schwindel, Unsicherheit, Kribbeln in den Gliedern, Kopfdruck bis zur Migräne, Übelkeit, herabgesetzte Leistungsfähigkeit, um die Häufigsten zu nennen. Abweichungen des Blutdrucks nach oben, die dauerhaft sind, werden als *Hypertonie* bezeichnet (von hyper = altgriechisch „darüber hinaus" und tonus = lateinisch für „Anspannung").

Der Blutdruck im menschlichen Körper ändert sich ständig – angepasst an die momentane Anforderung

Blutdruckregulation

Der Blutdruck ändert sich dauernd und kann innerhalb von Sekundenbruchteilen vom Körper variiert werden. Jemand bedroht Sie, Sie sitzen zum ersten Mal im Flugzeug, eine gefährliche Situation beim Autofahren, eine plötzliche körperliche Anstrengung, aber auch psychische Belastungssituationen wie Angst, Ärger oder Stress – all das kann Ihren Blutdruck sofort auf 200/110 ansteigen lassen, ohne dass Sie sich dabei krank fühlen. Ganz im Gegenteil: Es ist von enormer Wichtigkeit für Ihren Körper, in Belastungssituationen so reagieren zu können, ansonsten wären die Körperzellen, die dann auch viel schneller arbeiten, in kürzester Zeit ohne Sauerstoff! Diese natürliche Reaktionsweise ist auch der Grund dafür, dass viele Menschen beim Arzt einen wesentlich höheren Blutdruck haben als zu Hause (sogenannte „Weißkittel-Hypertonie"). Sind Sie hingegen entspannt und ruhig, sinkt der Blutdruck wieder ab. Dieser Vorgang dauert normalerweise viel länger (einige Minuten bei Gesunden) als der Blutdruckanstieg. Auch während der Nacht sinkt der Blutdruck normalerweise deutlich ab. Die Fähigkeit des Menschen, mit einer Blutdruckerhöhung auf erhöhte geistige und körperliche Anforderungen zu reagieren, ist ein Zeichen guter Gesundheit!

> Aufgrund der größeren Bedeutung für die Prognose teilt die Weltgesundheitsorganisation, die WHO, die Schweregrade der Hypertonie ausschließlich nach den diastolischen Werten ein.

Hoher Blutdruck ist jedoch dann krankhaft, wenn er auch in der Entspannungsphase erhöht bleibt. Das heißt, das Geist-Körper-System kann zwar „Druck machen", hat aber die natürliche Fähigkeit verlernt, wieder „loszulassen". Von einer Hypertonie spricht man also nur dann, wenn bei mehreren Messungen zu verschiedenen Tageszeiten, denen 5 Minuten ruhigen Sitzens vorangegangen sind, erhöhte Blutdruckwerte gemessen werden.

Blutdruckmessung

Trotz intensiver Aufklärung über die Bedeutung des Blutdrucks kennen viele Menschen ihre Blutdruckwerte nicht. Man nimmt an, dass ungefähr ein Viertel der Menschen, die eine behandlungsbedürftige Hypertonie haben, nicht wissen, dass mit ihrem Blutdruck etwas nicht in Ordnung ist. Dabei ist die exakte Messung des Blutdruckes heute kein Problem mehr. Es gibt eine Vielzahl von guten Geräten, die auch für eine Selbstmessung geeignet sind.

Geistige und körperliche Belastungen führen zu einer natürlichen Blutdruckerhöhung

Heute dominieren zwei unterschiedliche Anwendungstechnologien. Bei der *akustischen Methode* werden die sogenannten Karotkow-Töne über ein Stethoskop oder eine elektrische Messeinheit abgehört. Dabei muss die Manschette des Geräts richtig am Oberarm angelegt werden (2 cm über der Ellenbeuge), so dass die Töne

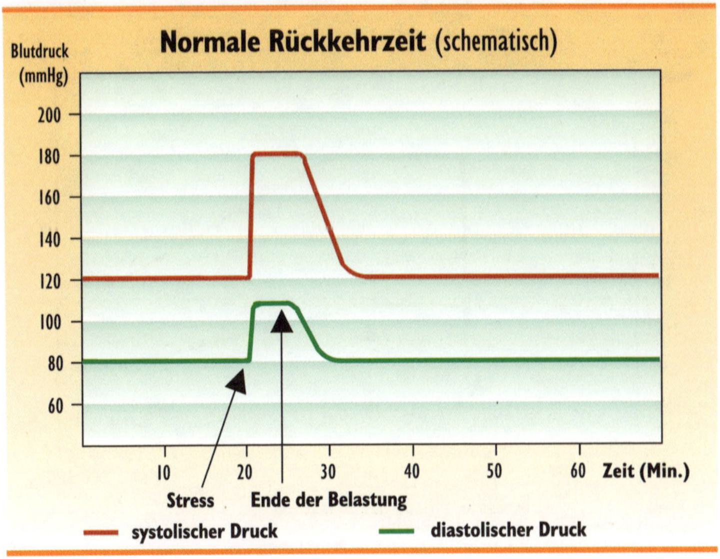

3: Normale Rückkehrzeit in Diastole und Systole

auch richtig hörbar sind. Außerdem darf die eingepumpte Luft weder zu schnell, noch zu langsam abgelassen werden, da sonst falsche Werte resultieren. Bei der *oszillometrischen Methode* wird das Messgerät meist um das Handgelenk angelegt (sogenannte „Blutdruckuhr"). Diese Geräte funktionieren meist vollautomatisch und zeigen auch die Anzahl der Herzschläge pro Minute an (Pulszahl). Entscheidend für eine korrekte Messung ist auch ganz besonders, dass der Blutdruck erst gemessen wird, nachdem man 5 Minuten ruhig gesessen hat, und dass sich die Messmanschette genau in Herzhöhe befindet! (Auch, wenn am Handgelenk gemessen wird!) Der gemessene Wert sollte immer mit Datum und Uhrzeit in eine Blutdruckkarte oder ein Tagebuch eingetragen werden. Nur so kann man einen richtigen Überblick über die Ergebnisse bekommen.

Auslösende Faktoren für physiologischen RR-Anstieg im Alltag: körperliche Belastung bei Arbeit und Sport, Stress (Kampf-Flucht-Reflex), seelische Belastungen wie Ärger, Schreck, Zorn, Angst.

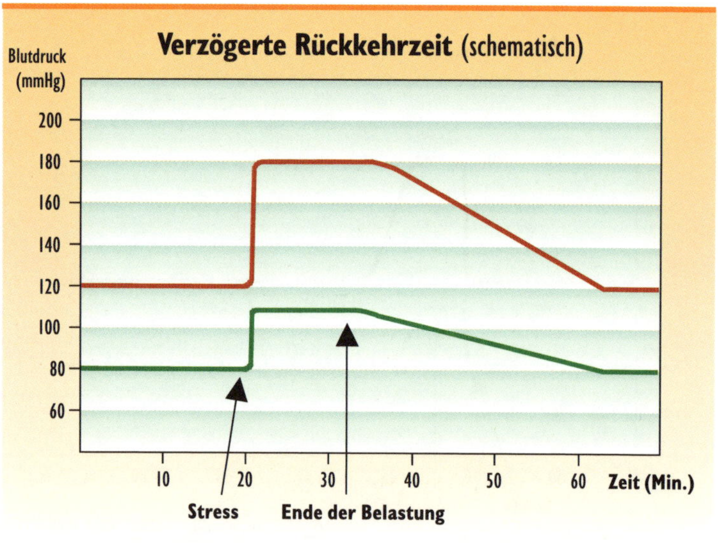

4: Verzögerte Rückkehrzeit des Blutdrucks

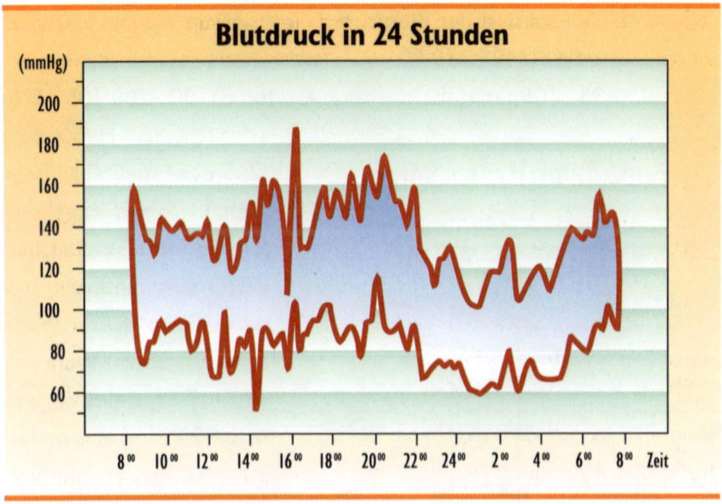

5: Blutdruck in 24 Stunden

Über Patienten mit stark schwankenden oder unklaren Messwerten gibt die *24-Stunden-Messung* genaue Auskunft. Hierzu wird eine Messeinheit mit einer Speicherfunktion fest am Körper installiert, die alle 10 Minuten den Blutdruck misst und aufzeichnet. Vergleicht man das Ergebnis mit dem Aktivitätsprotokoll des Patienten, kann man eventuell auslösende Faktoren für sogenannte „Blutdruckkrisen" finden. Außerdem erhält man Auskunft über die Nachtabsenkung des Blutdruckes, was für die Prognose wichtig ist. (Siehe Abbildung 5).

Blutdruckmessung ist heute für jedermann problemlos machbar

In die Selbstmessung des Blutdruckes sollten Sie von einem Arzt oder einem Fachmann für medizinisch-technische Geräte eingeführt werden.

Wenn Sie mehrmals erhöhte Blutdruckwerte messen, sollten Sie unbedingt einen Arzt aufsuchen.

Wann spricht man von Hypertonie?

Von Hypertonie kann man sprechen, wenn bei mehrmaligen, korrekt durchgeführten Messungen zu verschiedenen Tageszeiten erhöhte Blutdruckwerte festgestellt werden. Normalerweise sollte der Blutdruck unter 140/90 liegen. Ist der Blutdruck höher, spricht man von „Grenzwerthypertonie“ (140 - 160/90 - 95), leichter oder milder Hypertonie (160 - 180/95 - 105), mittelschwerer Hypertonie (180 - 200/105 - 115) oder schwerer Hypertonie (200 oder mehr/115 oder mehr). Ausschlaggebend für die Einteilung ist laut WHO der „untere“, also der diastolische Wert. Auch bei einem Wert von 180/117 liegt eine schwere, bei 205/110 eine mittelschwere Hypertonie vor. Diese Einteilung ist für alle Altersstufen verbindlich.

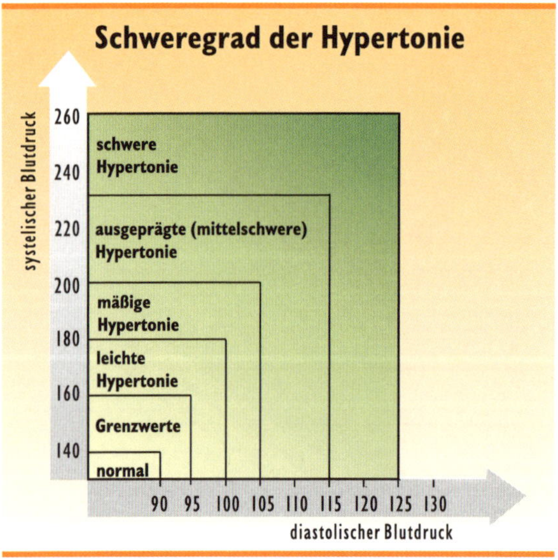

6: Schweregrad der Hypertonie

Die Hypertonie kann aber nicht nur nach ihrem Schweregrad, sondern auch nach ihren Ursachen aufgeteilt werden. Bei zirka 95 Prozent aller Menschen, die einen hohen Blutdruck haben, liegt keine fassbare organische Krankheit, sondern eine funktionelle Störung vor. Diese Form wird als *primäre* oder *essentielle Hypertonie* bezeichnet. Bei zirka 5 Prozent oder weniger ist eine organische Veränderung die Ursache des hohen Blutdrucks. Dazu gehören Erkrankungen der Nieren, Fehlbildungen der Körper- oder Nierenschlagadern, Schilddrüsenleiden oder hormonelle Erkrankungen; der hohe Blutdruck ist eine Folgeerscheinung dieser organischen Krankheiten und wird deswegen als *sekundäre Hypertonie* bezeichnet. Manche dieser Ursachen können durch Operationen geheilt werden. Die Informationen in diesem Buch beziehen sich vorwiegend auf die essentielle Hypertonie.

Je höher der „untere“ oder diastolische Blutdruck, um so größer ist die Gefahr von Folgeschäden

Beschwerden

Die meisten Menschen mit Hypertonie haben lange Zeit gar keine Beschwerden. Allgemeine Symptome können sein: Müdigkeit, Abgeschlagenheit, Gereiztheit, Kopfdruck oder Blutandrang zum Kopf, leichter Schwindel oder Benommenheit, Herzklopfen, Ohrensausen oder Nasenbluten. Alle diese Beschwerden könnten auch bei anderen Krankheiten auftreten. Kommen diese Symptome immer wieder oder treten akute Beschwerden auf, ist dies oft ein Zeichen, dass der hohe Blutdruck schon organische Schäden hinterlassen hat.

Die meisten Menschen haben nur geringe subjektive Beschwerden durch hohen Blutdruck

Folgende Alarmzeichen verlangen unbedingt eine sofortige ärztliche Betreuung:

- plötzliche starke Übelkeit – unabhängig von der Nahrungsaufnahme
- Ohnmacht
- sehr starker Schwindel
- akute Schmerzen in der Brust oder im Oberbauch, die eventuell in den linken Arm ausstrahlen können
- sehr starke, bisher nie erlebte Kopfschmerzen
- Gefühlsstörungen oder Lähmungserscheinungen in Gesicht, Armen oder Beinen
- stark geschwollene Beine

Da nur wenige Hypertoniker Beschwerden wahrnehmen, fehlt oft die Einsicht dafür, dass eine behandlungsbedürftige Krankheit vorliegt. Diese Haltung verstärkt sich oft dann, wenn bei einer medikamentösen Behandlung Nebenwirkungen auftreten.

Risikofaktoren

Wir haben schon besprochen, wie wichtig es für unseren Körper ist, dass der Blutdruck unter bestimmten Umständen steigt. Aber wie kommt es dann, dass er hoch bleibt?

Die moderne Medizin kennt die Ursache dafür nicht. Sie kennt lediglich sogenannte Risikofaktoren, die bei bestimmten Personen eine Hypertonie begünstigen oder unterhalten können. Man kann davon ausgehen, dass es sich bei der essentiellen Hypertonie und ihren Folgeerscheinungen um eine sogenannte „Zivilisationskrankheit“ handelt, denn viele der Risikofaktoren sind durch ein unnatürliches Verhalten bedingt. Je mehr Risikofaktoren vorhanden sind, um so eher kommt es zu Komplikationen im Herz-Kreislauf-System.

Männer haben ein etwas größeres Risiko, hyperton zu werden, als Frauen. Auch die Nachkommen von Herz-Kreislauf-Patienten sind stärker gefährdet. Diese zwei Faktoren sind unbeeinflussbar. Alle weiteren Risikofaktoren sind eigentlich vermeidbar. Dazu gehören: Rauchen, Übergewicht, zu hohe Blutfette, Alkoholkonsum, Stress, Typ-II-(Alters-) Diabetes, Bewegungsmangel und erhöhte Kochsalzzufuhr. Sind mehrere Risikofaktoren gleichzeitig vorhanden, so steigert sich das Risiko, an Bluthochdruck und seinen Folgeerscheinungen zu erkranken, nicht linear, sondern exponentiell. Sind also drei Risikofaktoren vorhanden, wie etwa Rauchen, Stress und erhöhtes Cholesterin, so kann ein Herzinfarkt nicht dreimal, sondern neunmal so häufig auftreten.

Bluthochdruck ist eine „Zivilisationskrankheit“

Aus der Sicht des Psychologen

Auch die Psychologie hat sich an der Ursachenforschung der Hypertonie beteiligt und ihr eigenes Modell über die geistigen und seelischen Risikofaktoren entwickelt. Bestimmte Verhaltensmuster wie besonderer Ehrgeiz, Neigung zu Überforderung, Übereifer und Hektik sowie Neigung zu Aggression und Extrovertiertheit sind psychische Eigenschaften, die zu Bluthochdruck führen können. Es gibt Menschen, die mehr zu diesem sogenannten Typ-A-Verhalten neigen, während ruhigere und bedächtigere, weniger extrovertierte und erfolgshungrige Menschen als Typ-B-Charakter bezeichnet werden. Diese neigen auch weniger zu hohem Blutdruck.

Geistig-seelische Regungen und körperliche Reaktionen hängen aufs Engste zusammen. Von Untersuchungen weiß man, dass schon der bloße Gedanke zum Beispiel an eine unangenehme Situation Blutdruck und Puls ganz ordentlich in die Höhe treiben kann. Diese Reaktion wird durch

Hormone und Botenstoffe im Körper ausgelöst. Die Bildung dieser Stoffe wird durch bestimmte Gedanken und vor allem durch bestimmte Emotionen angeregt. Die meisten dieser Stoffe entstehen in den Basalganglien des Gehirns, der Hirnanhangdrüse und in den Nebennieren, aber auch in den Wänden der Blutgefäße. Innerhalb von Sekundenbruchteilen kann Angst, Schreck, Zorn oder Aggression eine erhebliche Blutdrucksteigerung bewirken. Diese Reaktion ist absolut normal.

Menschen mit Typ-A-Verhalten weisen Verhaltensmuster auf, die auch typisch sind bei Menschen mit gestörtem Vata oder Pitta (siehe Seite 45)

Was den Hypertoniker auszeichnet, ist die Tatsache, dass er nicht aufhört, „Druck zu machen" oder sich „unter Druck" zu fühlen. Dieser innere Dauerdruck seelischer Natur führt dazu, dass sich auch die Druckverhältnisse im Körper dauerhaft ändern. Dieser Dauerdruck wird vor allem dadurch genährt, dass die Vorstellung von unerledigten Aufgaben und Konflikten ständig in Gedanken kreist. Dadurch wird auch der Kreislauf ständig unter Druck gehalten. Erinnern Sie sich daran, dass sie einem Vorgesetzten eine unangenehme Mitteilung machen mussten? Wie viel Druck lastete auf Ihnen, wie oft haben Sie die Situation in Gedanken

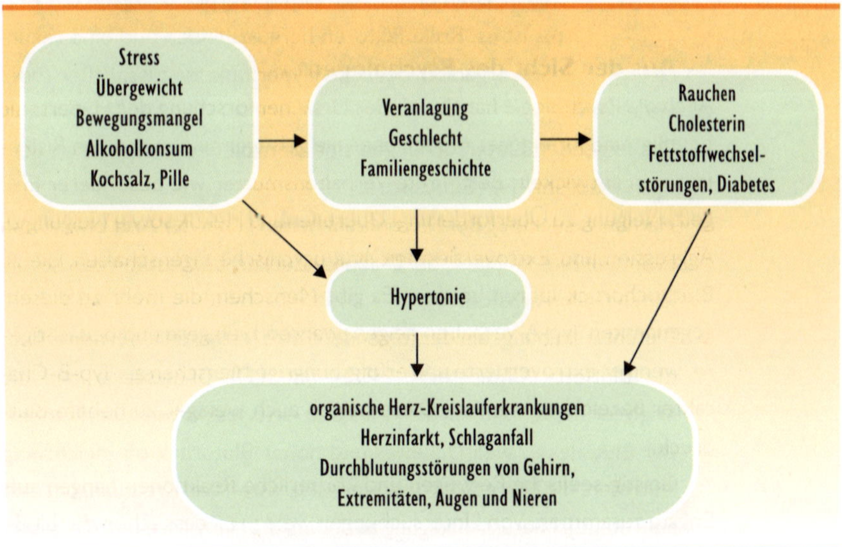

7: Faktoren, die zu Bluthochdruck und Folgekrankheiten führen.

durchgespielt und dann doch nicht gewagt, zum Chef zu gehen, weil Ihnen das alles zu schwierig erschien. Aber eines Tages klappte es und es ging viel leichter, als sie sich das vorstellten; und auch der Druck war mit einem Mal weg. Diese Erfahrung zeigt, dass die Lösung von Konflikten oft ein guter Weg ist, den Druck abzubauen.

Typ-A-Menschen neigen jedoch dazu, mehr Konflikte anzubahnen, als sie lösen können. Mit großer äußerer Hektik lenken Sie sich selbst von der Lösung ihrer Probleme ab und halten sich so ständig unter Druck. Die Energie, die dem Körper mit der Erhöhung des Blutdrucks zur Verfügung gestellt wird, staut sich auf und verpufft in unwirksamer Betriebsamkeit, ohne dass sich die eigentliche Konfliktsituation wesentlich ändert.

Die medizinische Diagnose

So wie eine Schwalbe noch lange keinen Sommer macht, bedeutet ein einmalig gemessener hoher Blutdruck noch lange keine Krankheit. Zu viele Faktoren beeinflussen den Kreislauf, von Emotionen übers Essen bis zum Wetter hat alles seinen eigenen Einfluss auf den Blutdruck. Aufgabe des Arztes ist es, Risikofaktoren herauszufinden und eine sekundäre, organisch bedingte Hypertonie auszuschließen (oder zu entdecken).

Die ärztliche Untersuchung klärt das „Risikoprofil" und ist Grundlage für eine wirkungsvolle Therapie

Die folgenden Untersuchungen sind sinnvoll und entsprechen dem heutigen medizinischen Standard:

- Harnuntersuchung: Bei Nierenkrankheiten findet der Arzt Eiweiß und eventuell Blut im Harn, bei Diabetes Zucker, bei bestimmten Leberleiden Gallenfarbstoff.
- Blutuntersuchung, bei der folgende Werte festgestellt werden sollen: die Blutfette Cholesterin, HDL- und LDL-Cholesterin und die Triglyceride als Maß für das Risiko, an Arteriosklerose zu erkranken; der Blutzucker, weil Diabetes und hoher Blutdruck oft gleichzeitig auftreten; die Nierenfunktionswerte Harnstoff und Kreatinin, um eine auftretende Nierenschädigung zu finden; die Harnsäure und die Leberwerte, um die Belastung mit Genussgiften zu untersuchen.

- EKG-Untersuchung, bei der eine Schädigung des Herzens abgeklärt werden kann. Wesentlich aussagekräftiger als das übliche Ruhe-EKG ist das Belastungs-EKG mit dem Fahrradergometer, da hier auch das Blutdruckverhalten unter körperlicher Belastung mit untersucht wird.

Die Diagnose „Hypertonie" sollte letztlich nur vom Arzt gestellt werden. Dieser sollte aufgesucht werden, wenn bei mehreren Messungen der Blutdruck über 140/95 lag und/oder wenn subjektive Beschwerden auftreten.

Bei Verdacht auf eine sekundäre Hypertonie können noch die folgenden Untersuchungen, die meist von Fachärzten durchgeführt werden, angeschlossen werden:

- Lungenröntgen zur Untersuchung der Herzgröße
- Ultraschall von Nieren und Nierengefäßen (Nierenschädigung?)
- Spiegelung des Augenhintergrundes (Folgeschäden an den Augen?)
- Ultraschall-Doppeluntersuchungen der Blutgefäße von Hals und Beinen zur Feststellung der Durchgängigkeit der Blutgefäße
- Echocardiographie zur Überprüfung der Herzfunktion (Folgeschäden?)
- Blutzucker-Belastungstest bei unklaren Stoffwechselwerten
- Herzkatheteruntersuchung bei Verdacht auf Schädigung der Herzkranzgefäße
- Spezialuntersuchungen auf bestimmte Hormone (Schilddrüse, Nebennieren sowie hormonbildende Tumore) und Isotopenuntersuchungen

Medizinische Untersuchung mit System erspart unnötige schädliche Nebenwirkungen und Kosten

Selbstverständlich werden nicht bei jedem Patienten alle diese Untersuchungen durchgeführt. Eine sorgfältige Berücksichtigung der Krankengeschichte und der Beschwerden des Patienten und eine körperliche Untersuchung (Herztöne, Pulse an Armen und Beinen, Schilddrüse usw.) durch den behandelnden Arzt sollte Grundstein jeder medizinischen Diagnostik sein, da auch viele dieser Untersuchungen ein erhebliches Gesundheitsrisiko beinhalten, das natürlich nicht höher sein sollte als das Risiko der Krankheit. Außerdem ist diese technische Diagnostik extrem kostenintensiv. *Vermeiden Sie deshalb unbedingt unnötige Doppeluntersuchungen!*

Bluthochdruck und mögliche Folgeerkrankungen im Herz-Kreislauf-System

Langandauernde Blutdruckerhöhungen werden seit Jahrzehnten von der modernen Medizin für Schäden und Krankheiten verschiedener Körperorgane verantwortlich gemacht. Aber auch hier zeigt sich, dass der Bluthochdruck nicht alleine den „Schwarzen Peter" verdient. Zunehmend wird die Bedeutung von erhöhtem Blutzucker und Cholesterin für diese Schäden erkannt. Um die medizinische Behandlung von Hypertonikern zu rechtfertigen, die ja meist nichts von ihrer „Krankheit" spüren, argumentiert die moderne Medizin, dass Hypertoniker wesentlich häufiger an Herzversagen, Herzinfarkten, Schlaganfällen, Nierenversagen und Durchblutungsstörungen der Extremitäten erkranken und sterben als Normotoniker (Menschen mit normalem Blutdruck). Als Argument für die medikamentöse Hochdrucktherapie dient also ein Szenario des Schreckens.

Verbreitung der Hypertonie

Hoher Blutdruck gehört zu den weitest verbreiteten Störungen, von denen Menschen betroffen sein können. Man kann jedoch feststellen, dass die Industrieländer eine wesentlich höhere Dichte an Hypertonikern aufweisen als die Entwicklungsländer. Im deutschen Sprachraum dürften zirka 15–20 Prozent der Bevölkerung erhöhte Blutdruckwerte aufweisen, also zirka 18 Millionen Menschen. Nur ungefähr drei Viertel von ihnen wissen jedoch davon.

Bei Personen unter 50 Jahren gibt es mehr Männer mit hohem Blutdruck als Frauen, nach den Wechseljahren ist es umgekehrt. 50 Prozent aller Sterbefälle bei uns sind auf Herz-Kreislauf-Erkrankungen zurückzuführen, von denen zirka 70 Prozent eine Hypertonie aufweisen. Man glaubt auch aus den Statistiken abzulesen, dass die behandelten Hypertoniker einen Vorteil für ihre Lebensdauer verbuchen können. Über die Qualität dieser verlängerten Lebensdauer gibt die Statistik jedoch relativ wenig Auskunft. Eines ist jedoch sicher: Trotz intensivster Aufklärung und aufwendigster Therapie sterben

Die Verringerung an Todesfällen durch Herz-Kreislauf-Erkrankungen in den USA ist vorwiegend die Folge einer Änderung des Lebensstils

– heute wie vor 40 Jahren – noch immer 50 Prozent aller Menschen an den Folgen von Herz-Kreislauf-Erkrankungen. Erst in den allerletzten Jahren hat sich in den USA die Anzahl der Todesfälle reduziert – jedoch sicher nicht durch die aufwendige Diagnose und medikamentöse Therapie, sondern durch eine sich langsam durchsetzende Lebensstiländerung: weniger Fett im Essen, mehr Bewegung, weniger Rauchen.

Medikamentöse Therapie in der modernen Medizin

Theoretisch gibt es in der modernen Medizin zwei Möglichkeiten der Hypertoniebehandlung: einen medikamentösen und einen nicht-medikamentösen Ansatz. In der Praxis wird jedoch fast ausschließlich der medikamentöse Ansatz angewendet. Die moderne medikamentöse Hochdrucktherapie wurde eingeleitet mit der Isolierung des Stoffs Reserpin aus der Rauwolfia-Pflanze, einer seit Jahrtausenden verwendeten Heilpflanze.

Sehr oft wird die Diagnose „Hypertonie" durch die wichtigsten Befunde abgesichert und dann ein Medikament verordnet. Außer Ratschlägen wie „Reduzieren Sie den Salzanteil im Essen auf 5 Gramm pro Tag, und nehmen Sie etwas ab!", bleibt dem Patienten oft nur noch die Hoffnung auf sein Medikament: „Im Allgemeinen ist eine Behandlung mit blutdrucksenkenden Mitteln lebenslang fortzusetzen." Das ist eine häufige Feststellung in medizinischen Lehrbüchern.

Die modernen Bluthochdruckmittel senken den Blutdruck zuverlässig; relativ viele Patienten leiden jedoch unter unerwünschten Nebenwirkungen durch diese Medikamente

Die wichtigsten Hypertoniemittel kann man in vier Gruppen einteilen: Calciumantagonisten, Betablocker, Diuretica und ACE-Hemmer. Alle heute angebotenen Medikamente senken den Blutdruck gut ab, aber es gibt doch relativ viele unerwünschte Nebenwirkungen. Diese reichen von spezifischen Störungen wie Potenzstörungen, chronischem Husten, Schwellungen der Beine, Muskelkrämpfen bis zu allgemeinem Unwohlsein, Übelkeit, Benommenheit, Depression, Müdigkeit und Kopfdruck. Manche Medikamente erhöhen auch die Wahrscheinlichkeit, an hohem Blutzucker und Hypercholesterinämie zu erkranken. An manche Beschwerden kann man sich gewöhnen. Sollten Sie aber ständig unter Nebenwirkungen leiden, bitten Sie Ihren Arzt, das Präparat zu wechseln.

Nicht-medikamentöse Therapie

Diese steht auf drei Säulen: Diät – Bewegung – Entspannung:

- Diät: Hier setzt man auf Salzreduktion, Meiden von Fetten und auf Kalorienzählen.
- Bewegung: Auch hier werden Kalorien gezählt – nämlich die, die man abarbeitet.
- Entspannung: Neben dem autogenen Training werden auch noch andere Methoden erwähnt.

In medizinischen Vorträgen wird aber immer wieder bedauert, wie wenig diese nicht-medikamentösen Maßnahmen vom breiten Publikum akzeptiert werden. Allen diesen Maßnahmen ist eines gemeinsam: Sie basieren auf Verbot und Kontrolle. Und wie wir alle von der Kindererziehung wissen: Diese Maßnahmen sind auf Dauer völlig untauglich. Wie sollen sie dann bei der „Patientenerziehung“ helfen?

„Krankheitsverwaltung“ der modernen Medizin

Es gibt zirka 10 000 Studien und Arbeitspapiere, die von unerwünschten Nebenwirkungen der modernen Medizin in den Bereichen Diagnose und Therapie berichten. In den Industrieländern wird durchschnittlich nur ein Prozent des Gesundheitsbudgets für Vorsorge ausgegeben. Man sollte also nicht von einem „Gesundheitssystem“, sondern von einem „Krankheitsverwaltungssystem“ sprechen.

47 Prozent der vorzeitigen Todesfälle in Industrieländern könnten durch Lebensstiländerung, 17 Prozent durch Reduzierung der Umwelttoxine, aber nur 11 Prozent durch ein früheres medizinisches Eingreifen vermieden werden. Die jährlichen Kosten für die Behandlung von Herz-Kreislauf-Patienten in Deutschland – mindestens 70 Prozent von ihnen sind Hypertoniker – belaufen sich auf 13 Milliarden €, einschließlich der indirekten Kosten – zum Beispiel Produktionsausfälle, vorzeitige Pensionie-

rungen – auf 26,5 Milliarden €. Seit 1980 sind die Krankenhauskosten in Deutschland um 40 Prozent angestiegen. Man registrierte 44 Prozent mehr Herz-Kreislauf-Erkrankungen. Trotz explosiver Kostensteigerung im Gesundheitswesen konnte die Sterblichkeit an Herz-Kreislauf-Erkrankungen in Europa bisher nicht reduziert werden. Sie liegt noch immer bei über 50 Prozent. Angesichts dieser Tatsachen muss man sich die Frage stellen, welche Auswege es aus dieser Situation gibt. Bei rasanter, fast unfinanzierbarer Kostensteigerung konnte die Häufigkeit dieser Erkrankungen in keiner Weise gesenkt werden.

Warum?

Die moderne Medizin setzt beim Symptom an. Das ist so, als würde man die vergilbten Mauerstellen eines Rohrbruches täglich streichen, an-

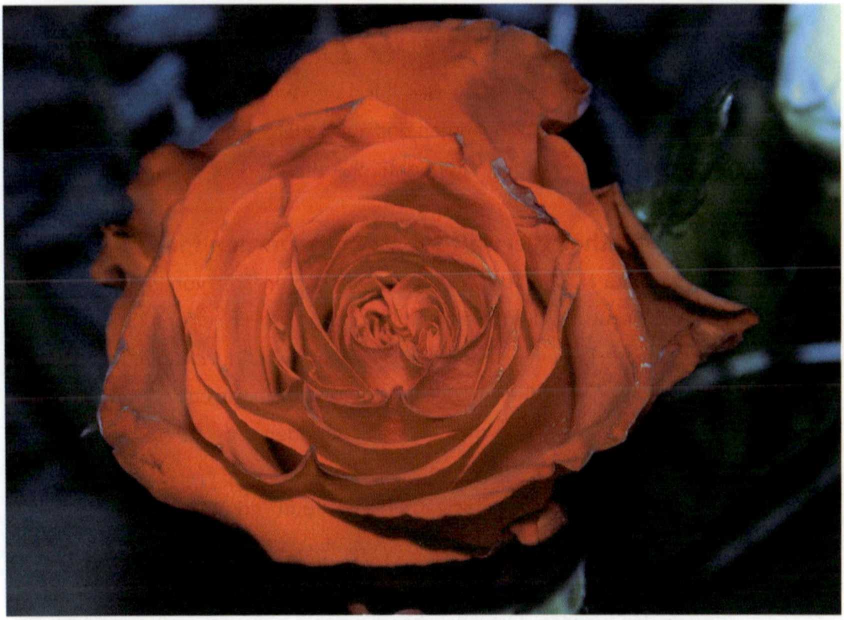

8: Im Maharishi Ayur-Veda werden Krankheitsprozesse nicht unterdrückt, sondern durch Aktivierung des inneren Potenzials abgeschwächt oder ausgeglichen. So treten unerwünschte Nebenwirkungen seltener auf als bei Verfahren der modernen Medizin. Die Entfaltung innerer Harmonie verhindert die Entstehung oder fördert die Heilung von Krankheiten.

statt das Rohr einmal durch ein Neues zu ersetzen. Das ist auf die Dauer nicht nur aufwändiger, sondern auch wesentlich kostenintensiver, wie wir durch die ständig steigenden Therapiekosten täglich erfahren.

In dieser prekären Situation des Gesundheitssystems scheint das Wissen des Ayurveda umso wichtiger. So wertvoll die Dienste der modernen Medizin in der Versorgung akuter und lebensbedrohlicher Krankheiten sind, sosehr versagen sie in der Behandlung chronischer Krankheiten und in der Vorsorge. Und genau das ist die Domäne des Ayurveda: „Vermeide die Gefahr, bevor sie entsteht!"

Die Vorzüge des Maharishi Ayur-Veda liegen in seinem zeitlosen und verlässlichen Wissen über Vorsorge und Heilung chronischer Krankheiten

Kapitel 2

Der Ayurveda

Was ist Ayurveda?

AYUS
Leben

VEDA
Wissen

AYURVEDA
Wissenschaft vom Leben

Ayurveda ist das älteste Wissen über Gesundheit und Langlebigkeit. Schon der Name sagt uns, worum es geht: „ayus“ heißt Leben, Lebensspanne, Lebensqualität, Vitalität. Das Lange „a“ ist dabei auch ein sprachlicher Hinweis auf die Dauer der Lebensspanne: Sie soll so lang wie möglich sein. Aber, und das ist ein großer Unterschied zur modernen Medizin: Die Lebensqualität hat Vorrang, und eine hohe Lebensqualität ist die Basis dafür, dass auch die Lebensdauer länger wird. Ayurveda möchte also den Jahren Leben schenken und nicht unbedingt mit allen Mitteln die Lebensjahre vermehren, ohne auf die Lebensqualität zu achten. Die sprachliche Wurzel „veda“ heißt Wissen. Gemeint ist damit die Intelligenz der Natur, die überall in der Schöpfung und somit auch in jedem Menschen wirkt.

Entstehung und Geschichte des Ayurveda

Wann und wo ist der Ayurveda entstanden? Es gibt darüber widersprüchliche Aussagen. Die wichtigsten klassischen Texte – Charaka Samhita und Susruta Samhita – beginnen mit der Feststellung, dass sich eine große Zahl vedischer Gelehrter und Yogis im Himalaya getroffen hat, um die ganzheitliche Intelligenz der Natur, Indra, zu fragen, nach welchen Gesetzmäßigkeiten die gesundheitlichen Probleme der Menschen zu lösen sind. Diese Texte sind die vollständige und systematische Antwort der Natur – und enthalten ein umfassendes System von universell gültigen Anweisungen, die unabhängig von Ort und Zeit ihrer Anwendung – also nicht nur in Indien und vor vielen, vielen Jahren – richtig und wirksam sind.

Der Zeitpunkt dieses bemerkenswerten Treffens ist mit den Mitteln unserer Geschichtsschreibung schwer zu ermitteln, aber letztlich ist es auch nicht so wichtig, ob dieses Wissen vor 3000 oder 5000 Jahren von den erwähnten Weisen geschaut und in Sprache ausgedrückt worden ist, denn das Wissen ist ohnehin zeitlos, und ginge es den Menschen völlig verloren, kämen irgendwann wieder Weise, die aus den Schwingungen der Natur haargenau die gleichen Erkenntnisse gewinnen würden.

Der heute in Indien praktizierte Ayurveda schöpft nicht alle Möglichkeiten dieser Heilkunst aus

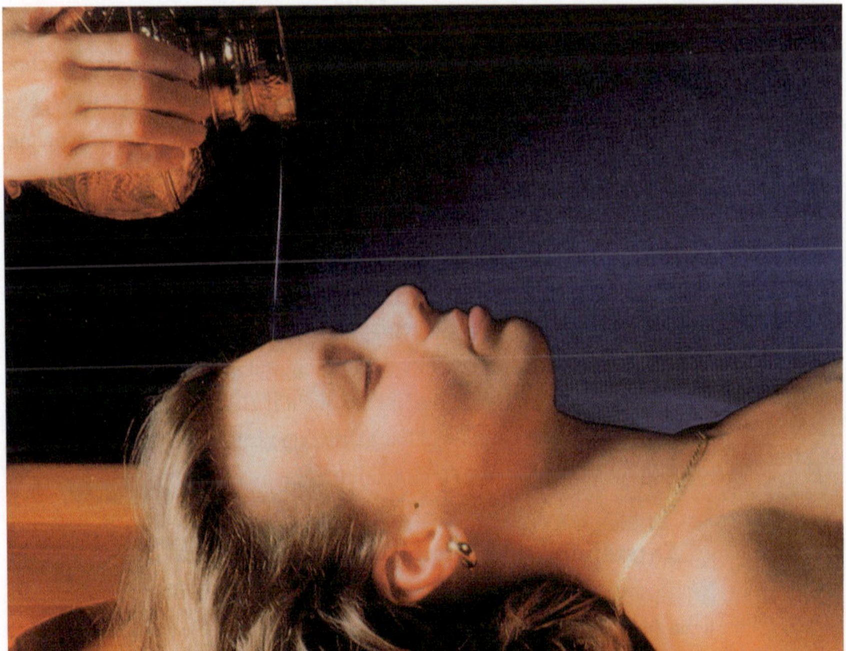

9: In Europa ist Ayurveda vor allem durch sehr angenehme Behandlungsmethoden der Pancha Karma Therapie bekannt geworden.

Niedergang des alten Wissens

Mit dem Ende der vedischen Hochkultur mündete ein Zeitalter vollkommener Entwicklung des Einzelnen und idealen Zusammenlebens in ein Zeitalter, in dem das Leben der Menschen überschattet war von den Dingen des Alltags und der Welt. Damit war Krankheit Tür und Tor geöffnet, und das von den Weisen geschaute Wissen wurde umso wichtiger für die Menschen, um den Weg zur Vollkommenheit zurückzufinden. Doch Indien, das Land des Veda, wurde nun von vielen Kriegen heimgesucht, und das ursprüngliche Wissen somit mehr und mehr in den Hintergrund gedrängt.

Der Veda ist das älteste überlieferte Wissensgut der Menschheit. Er befasst sich mit der gesamten Reichweite der Schöpfung von den konkreten Ausdrucksformen des Lebens bis hin zu den abstrakten Bereichen des Bewusstseins.

Die Aussagen der Veden decken sich weitgehend mit den Erkenntnissen der modernen Quantenphysik, die im Vereinheitlichten Feld aller Naturgesetze die Basis aller Materie und Energiefelder sieht.

Der Veda identifiziert das Vereinheitlichte Feld als den Bereich reinen Bewusstseins. Praktisches Ziel des Veda ist die Selbstfindung und Selbstverwirklichung der Menschen über regelmäßige Erfahrung reinen Bewusstseins.

Für das Gesundheitssystem Indiens und die Gesundheit seiner Bevölkerung leistet der Ayurveda auch in seiner heutigen Form noch sehr viel, und in Teilbereichen der Ayurveda-Medizin, die in manchen Familientraditionen lebendig gehalten wurden, gibt es hervorragende Einzelleistungen – im Vergleich zu der im Laufe der Jahrhunderte verloren gegangenen Einheit des Ayurveda, die letztlich seine Wirkungskraft ausmacht, ist das heutige Gesamtergebnis jedoch unbefriedigend.

Notwendige Wiederbelebung des Ayurveda

Unser westliches Gesundheitssystem ist zwar fast schon unerschwinglich und bringt sehr viele Risiken mit sich, aber mit der derzeitigen indischen Naturheilkunde alleine möchte sicher auch niemand tauschen. Es ist also ein noch anderes Wissen notwendig, als es die heute allgemein praktizierte

Ayurveda-Heilkunde bietet: nämlich das vollständige, ursprüngliche und unverfälschte, dem vedischen Zeitalter entsprechende ayurvedische Heilwissen, das in manchen Ärztetraditionen, verteilt über die verschiedenen Regionen des indischen Subkontinents, auch heute noch lebendig ist. Die Aufgabe, dieses Wissen in seiner Ganzheit wieder zu entdecken, neu zu beleben und zeitgemäß zu formulieren, hat sich seit gut einem Jahrzehnt der derzeit berühmteste vedische Gelehrte Maharishi Mahesh Yogi zusammen mit den bekanntesten ayurvedischen Experten der Gegenwart gestellt. Das Ergebnis ist eine Form des Ayurveda, die sich vollständig auf ihre Quellen besinnt und all das wieder mit einbezieht, was in den letzten Jahrtausenden verloren gegangen ist. Es wird als Maharishi Ayur-Veda bezeichnet. In diesem Zusammenhang ist Maharishi nicht nur eine namentliche Erwähnung des Begründers, sondern auch ein Markenname, der vor Missbrauch und Teilwissen schützt. Er garantiert auch kompetente Anwendung aller vedischen Wissenszweige, Originalität, ständige Weiterentwicklung durch ein internationales Forschungsteam und Kompatibilität mit der modernen Naturwissenschaft.

Maharishi Ayur-Veda heißt „ganzheitlicher Ayurveda" und ist Markenname für kompetente Anwendung des ursprünglichen Wissens

Der große Vorzug dieser Heilkunde liegt darin, dass sie nicht nur Teilaspekte des Ayurveda, die zweifellos auch im heutigen Indien für bestimmte Leiden und Krankheiten vorteilhaft angewendet werden, sondern alle ayurvedischen Heilansätze und vor allem auch wirkungsvolle vedische „Bewusstseinstechnologien" wieder mit einbezieht. Dadurch wird mit jeder Behandlung wieder Ganzheit hergestellt, die erst eine vollständige Integration von Bewusstsein, Körper und Umgebung ermöglicht. Darüber hinaus werden alle Erkenntnisse der modernen westlichen Medizin und Naturwissenschaft mit einbezogen und angewendet, soweit sie natürlich und ohne Nebenwirkungen sind. Es entstand eine moderne Ganzheitsmedizin, die umfassende Heilmöglichkeiten eröffnet. Eine kürzlich durchgeführte Studie zeigt, dass bei 36 verschiedenen chronischen Krankheiten, die mit den Mitteln der modernen Medizin nicht ausgeheilt, sondern nur in ihren Symptomen gemildert werden können, durchschnittlich 80 Prozent der Patienten durch Behandlung nach den Methoden des

Maharishi Ayur-Veda eine wesentliche Verbesserung oder sogar Heilung ihres chronischen Leidens erfahren konnten. Neben Hypertonie und anderen Herz-Kreislauf-Erkrankungen zählen auch Migräne, Kopfschmerzen oder Sinusitis und rheumatische Erkrankungen zu den Krankheiten, die zum Teil dramatisch verbessert werden können.

Der Maharishi Ayur-Veda bietet ein vollständiges Paket für Prävention und Therapie akuter und chronischer Krankheiten an und wird in seiner Effizienz laufend wissenschaftlich überprüft und weiterentwickelt. Dabei ist besonders wichtig: Alle verwendeten Therapien sind absolut sanft, natürlich und in Einklang mit den alten vedischen Texten.

Die Natur von Geist und Körper

Um die ayurvedischen Anwendungen und Therapieempfehlungen für die Hypertonie und ihre Folgekrankheiten sinnvoll einsetzen zu können, müssen wir zuerst einen gewissen Einblick in elementare Zusammenhänge von Körper und Geist, wie der Maharishi Ayur-Veda sie sieht, erhalten. Diese sind mit etwas Einfühlungsvermögen leicht zu verstehen und erweitern unsere Vorstellung von körperlichen und geistigen Beziehungen bei Krankheit und Gesundheit ganz wesentlich.

Die drei Doshas

Von besonderer Bedeutung ist die Lehre von den drei Doshas, grundlegenden und ganzheitlichen Prinzipien oder Kräften, die alle körperlich-geistigen Vorgänge steuern. Diese heißen *Vata*, *Pitta* und *Kapha* (siehe Abb. auf Seite 34). Es sind gewissermaßen die Instrumente des Lebens, die, wenn wir gesund sind, harmonisch das Lied unseres kosmischen Daseins spielen. Bei Störung und Krankheit verursachen sie Missstimmung und Dissonanz.

Die drei Doshas – Instrumente des Lebens und Regenten im kosmischen „Spiel"

Die Instrumente des Lebens richtig stimmen

Da wir für die richtige Stimmung dieser Instrumente selbst sorgen können, sollten wir uns mit ihrer Natur und ihren Besonderheiten wieder vertraut machen. Die Betonung liegt hierbei auf „wieder", denn die Doshas als natürliche Regelprinzipien unseres Organismus sind uns wohl bekannt. Wir haben ihre Hinweise in der Vergangenheit vielleicht nicht immer so beachtet, wie es erforderlich gewesen wäre, um gesund oder im inneren Gleichgewicht zu bleiben. Die Doshas haben sich jedoch stets „zu Wort gemeldet", wenn es darum ging, innere Bedürfnisse auszudrücken, Ungleichgewichte von Geist oder Körper zu melden oder, wenn sie gut gestimmt im Gleichklang waren, Wohlbefinden, Glück und

Schaffensfreude auszudrücken. Der Ayurveda erinnert uns an ihr Spiel und gibt Hilfestellung, diese Instrumente unseres Lebens harmonisch zu stimmen. Und, was von großem Reiz und besonderem Wert ist, sie erlauben, unsere eigene Natur, unseren Typ zu bestimmen und zu verstehen und somit mehr im Einklang mit unseren natürlichen Anlagen und Eigenschaften zu leben.

Der Fragebogen auf Seite 35 gibt Ihnen ein vertieftes Verständnis der Doshas und von deren Ausprägungen bei Ihnen selbst.

Vata ermöglicht Bewegung und Kommunikation

Die einfachsten und treffendsten Worte für die Aufgaben von Vata sind Bewegung und Kommunikation. Vata ermöglicht Handlungen: angefangen von einfachen Bewegungen beim Gehen oder Laufen, Sprechen, Singen oder Tanzen bis hin zu höchst komplexen Bewegungsmustern, die ein Pianist für ein Stück von Mozart oder ein Akrobat bei einer schwie-

Doshas

Die Doshas sind Regulatoren der körperlichen und geistigen Funktionen

Der Ayurveda unterscheidet die drei Doshas

VATA — PITTA — KAPHA

Die Funktion der Doshas

VATA	PITTA	KAPHA
körperlich: Bewegung, Tätigkeit der inneren Organe, Aktivität des Nervensystems	**körperlich:** Stoffwechsel, Verdauung, Wärmehaushalt	**körperlich:** Formgebung, Körperstruktur und -zusammenhalt
geistig: Kontrolle von Geist und Sinnesorganen, Klarheit, Wachheit, Begeisterungsfähigkeit, Lebendigkeit	**geistig:** Intelligenz, Kontrolle der Emotionen	**geistig:** Ausgeglichenheit, Stabilität, Gedächtnis

rigen Zirkusnummer einstudiert hat. Jeder von uns hat seine eigene, von der Natur gegebene Art, sich zu bewegen und durchs Leben zu gehen. Wie wir das tun, kennzeichnet auch den Anregungszustand dieses Doshas.

So ermitteln Sie das vorherrschende Dosha

Kreuzen Sie die zutreffenden Charakteristika an.
Die Spalte mit den meisten Kreuzen entspricht dem bei Ihnen vorherrschenden Dosha

	VATA	PITTA	KAPHA
Haar-Typ	☐ trocken, fein, zart	☐ dünn, rötlich, schnelles Ergrauen	☐ kräftig, fettig
Haut	☐ trocken, rau	☐ sanft, rötlich	☐ fettig, feucht
Geistige Aktivität	☐ wacher, ruheloser Geist, einfallsreich	☐ scharfer Intellekt, tüchtig, Perfektionist	☐ gelassen, ruhig, stabil
Gedächtnis	☐ schnelles Lernen und Vergessen	☐ generell gutes Gedächtnis	☐ gutes Langzeitgedächtnis
Wetter	☐ Abneigung gegen kaltes Wetter	☐ Abneigung gegen heißes Wetter	☐ Abneigung gegen feucht-kühles Wetter
Schlaf	☐ leichter, unterbrochener Schlaf	☐ erholsamer Schlaf	☐ erholsamer, langer und tiefer Schlaf
Reaktion bei Stress	☐ erregt sich schnell, gequält, ängstlich	☐ schnell verärgert, kritisch, gereizt	☐ nicht so schnell aus der Ruhe zu bringen
Körperbau	☐ leicht	☐ mittelschwer	☐ schwer
Hunger	☐ unregelmäßig	☐ regelmäßig hungrig	☐ kann leicht Mahlzeiten ausfallen lassen
Bewegungen	☐ schnell	☐ exakt bestimmt	☐ langsam und gleichmäßig
Stimmungen	☐ wechseln schnell	☐ wechseln mittelschnell, intensiv	☐ stabil
Gesamtpunkte			

So neigen wir in unserer schnelllebigen Zeit zum „Dauerlauf". Diese permanente Anregung von Vata ist eine der wichtigsten Ursachen für viele Krankheiten unserer Zeit geworden. Es gibt viele Gründe dafür, dass Vata aus dem Gleichgewicht geraten kann. Einige davon werden wir später besprechen. Denn ein Zuviel an Vata, eine Fehlsteuerung in diesem Bereich unserer Physiologie, steht auch im Mittelpunkt der Entstehung der essentiellen Hypertonie.

Vata ist aber nicht nur die Triebkraft unseres sichtbaren Handelns und aller damit verbundenen bewussten Bewegungsmuster, sondern steuert und koordiniert auch sämtliche unbewussten, also vegetativen Bewegungsabläufe. Es bestimmt den Rhythmus und die Frequenz von Herzschlag und Atem, führt die Nährstoffe zu den Zellen und Geweben und bringt Botenstoffe, Hormone oder Immunkomplexe an ihren Bestimmungsort. Ist dieser freie Fluss von Information blockiert, entstehen Schmerz, Spannung und Störungen von Bewegung und Empfindung. Eine Ursache dafür können Toxine, Ablagerungen und Stoffwechselfehlprodukte sein. Ayurveda nennt diese Ama: ein wichtiger Themenkreis, auf den wir später noch genauer eingehen werden.

Ein Zuviel an Vata ist eine häufige Ursache für Bluthochdruck

Wachheit, Wahrnehmung, Glück und Schmerz

Vata ist auch die Triebkraft unserer geistigen Aktivität, des Denkens, und die Grundlage innerer Wachheit und geistiger wie körperlicher Flexibilität. Es ermöglicht uns, durch die Sinnesorgane wahrzunehmen und Infor-

Das VATA-Prinzip

Merkmale von ausgeglichenem VATA:	Merkmale von unausgeglichenem VATA:
• Lebhaftigkeit • Fröhlichkeit • Schnelligkeit • Vorstellungskraft • Flexibilität • Wachheit • Sprachgewandtheit	• Ruhelosigkeit • Ängstlichkeit • Untergewicht • Müdigkeit • Sorgen • Tendenz zum Übertreiben

Diese Faktoren bringen VATA ins Ungleichgewicht:
unregelmäßige Tagesroutine und Mahlzeiten, spätes Zubettgehen, kaltes, trockenes Wetter, übermäßiges geistiges Arbeiten, Reisen

mationen aus der Außenwelt aufzunehmen. Hier berühren wir bereits eine wichtige Stelle, die uns hilft, Hypertonie besser zu verstehen. Das Erleben von Glück und Wohlbefinden und das Erleiden von Stress in all seinen unterschiedlichen Qualitäten unterliegt nämlich vor allem dem Aufgabenbereich von Vata.

Pitta bildet Wärme, steuert den Stoffwechsel und den Energiehaushalt

Pitta steht für Verbrennung, Stoffwechsel und Wärmehaushalt. Es regelt alle Stoffwechselprozesse in den Verdauungsorganen und in den Zellen und Geweben. Dieses Dosha liefert die Energie, die verwandelt. Es bewirkt so den Umbau von Stoffen in unserem Körper und stellt die Energie für sämtliche Prozesse in unserem Organismus zur Verfügung. Menschen mit einem guten und ausgewogenen Pitta erfreuen sich einer gesunden Körperwärme, sind gut durchblutet und sehen meist prächtig aus. Sie strahlen ihre Wärme in ihre Umgebung auch in seelisch-geistiger Hinsicht ab und verbreiten, auch durch ihren Humor, ihre Begeisterungsfähigkeit und erfrischende Kreativität, eine warme und herzliche Atmosphäre.

Überschüssiges Pitta führt oft zu brennenden Empfindungen in der Herzgegend

Wenn Pitta gestört ist

Störungen – meist liegt dann ein Übermaß an Pitta vor – können zu übermäßiger Hitze, Entzündungen, psychischer Gereiztheit, aggressivem Verhalten und anderen Auffälligkeiten sowie zu ganz speziellen körperlichen Krankheiten oder psychischen Störungen führen.

Das PITTA-Prinzip

Merkmale von ausgeglichenem PITTA:		Merkmale von unausgeglichenem PITTA:	
Herzlichkeit	klare Sprache	Haarausfall	fordernd
Mut, Stärke	gute Verdauung	Tendenz zu Ärger	Hautirritationen
Konzentrationsfähigkeit	lebendige Ausstrahlung	Ergrauen des Haares	Verletzungsgefahr

Diese Faktoren bringen PITTA ins Ungleichgewicht:
zu viel Hitze oder Sonne, Alkohol, Rauchen, Zeitdruck, zu viel Aktivität, scharfes, salziges oder saures Essen, Auslassen von Mahlzeiten

Temperament und Lebenswärme

Pitta in uns entfacht nicht nur bei Krankheit sein Feuer, sondern, wenn erforderlich, auch in den verschiedensten Situationen des täglichen Lebens; besonders dann, wenn uns Mutter Natur einen kräftigen Schuss dieser Dosha-Energie in die Wiege gelegt hat. Pitta-Typen reagieren in Gesundheit und Krankheit auf ihre temperamentvolle Art. Leiden sie etwa an Erkältung und Fieber, dann entwickeln sie meist rasch große Hitze und kräftigen Schweiß. Typisch bei Kopfschmerzen wäre, dass die Schläfenarterien pulsieren, die Hitze in den Kopf steigt, der dadurch rot gefärbt ist. Durch Pitta verursachte Herzbeschwerden können sich durch brennende Empfindungen ausdrücken.

Scharfer Verstand und schöpferische Ideen

Im geistigen Bereich gibt dieses Dosha schließlich den scharfen Verstand, steuert die Welt unserer Gefühle und Emotionen und stellt die Energie für geistige Verarbeitung, schöpferische Ideen und Transformation zur Verfügung.

Kapha gibt Struktur und Form

Kapha gibt dem Körper und seinen Zellen und Geweben die Struktur, Form und Gestalt. Es sorgt für Stabilität und bildet die materielle Grundlage unseres Seins. Zu Kapha gehören außerdem die Flüssigkeiten im Körper. Ein gutes Kapha verleiht geistige Stabilität und ein gutes Langzeitgedächt-

Das KAPHA-Prinzip

Merkmale von ausgeglichenem KAPHA:

- liebevoll
- mitfühlend
- Stabilität
- gutes Gedächtnis
- methodisch
- entspannt
- langsam

Merkmale von unausgeglichenem KAPHA:

- Gleichgültigkeit
- Übergewicht
- langsame Verdauung
- Allergien
- fettige Haut
- besitzergreifend

Diese Faktoren bringen KAPHA ins Ungleichgewicht:
zu viel Schlaf, zu viel Essen, zu wenig Bewegung, kaltes, feuchtes Wetter, schweres, fettes, süßes und saures Essen

nis. Menschen mit natürlichem, gut ausgeprägtem Kapha sind stark und ausdauernd. Ihr Wesen ist ruhig und eher bodenständig. Sie sind nicht so schnell aus dem Gleichgewicht zu bringen und schätzen mehr die langfristige, stabile Planung als die allzu schnelle Entscheidung und den zu schnellen Wechsel des Kurses im täglichen Leben, das sie eher gelassen und mit liebevoller Loyalität zu führen wissen. Wenn das Kapha im Körper (und im Geist) überhand nimmt, entstehen Trägheit, Phlegma und Bewegungsarmut. Flüssigkeiten können sich in den Geweben ansammeln, die Zirkulation der Körpersäfte ist behindert, Schleimhäute schwellen an, und das Denken und die Bewegungen werden träge und schwerfällig.

Vermehrtes Kapha kann zu Blockaden im Kreislauf führen, die der Körper nur durch Erhöhung des Blutdrucks ausgleichen kann

Gesundheit im Gleichgewicht der Doshas

Sind die Doshas im individuellen Gleichgewicht, dann ist nach der Lehre des Ayurveda der Mensch gesund. Verlieren diese Bioregulatoren jedoch ihre Harmonie, dann treten körperliche oder geistige Störungen und Krankheiten auf. Gleichgewicht bedeutet aber nicht Gleichheit. Wie bei der Beschreibung der einzelnen Doshas bereits kurz angedeutet, charakterisieren diese unsere ureigene Persönlichkeit. Sie bestimmen unseren Geist-Körper-Typ und geben daher auch Aufschluss über unsere ganz eigene Art zu handeln, zu reagieren und auch Krankheiten zu entwickeln. Leben wir aber im Einklang mit unseren elementaren Eigenschaften, dann sind die Doshas wunderbar gestimmte Instrumente unseres Organismus, die uns zur vollen Verwirklichung all unserer Aufgaben, Wünsche und Bestrebungen in idealer Weise behilflich sind.

Regulation und Harmonie – eine komplexe Aufgabe

Neben dieser mehr stabilen Grundnatur der Doshas, die, wie gesagt, für jeden Menschen ganz individuell konstelliert ist, unterliegen diese geistigen und körperlichen Energien aber auch aktuellen Veränderungen und Anforderungen und müssen sich diesen anpassen. Das ist bei genauer Betrachtung ein unendlich komplexes Geschehen, das minutiös von einer überragenden Intelligenz in unserem Körper gesteuert wird.

Kosmos Körper

Vergegenwärtigen wir uns, dass unser Nervensystem mehr Signalkombinationen in jeder Sekunde verarbeitet, als es Atome im Universum gibt. Werden wir uns dabei bewusst, welch grandiose Integrationsleistung unser Organismus vollbringen muss, wenn wir nur die einfachsten Handlungen wie etwa Sprechen, Schreiben oder Lesen durchführen. 100 Billionen Zellen, aus denen unser Körper besteht, von denen 500 Milliarden Tag für Tag absterben und neu gebildet werden, müssen in komplexe Vernetzungen und Funktionskreise einbezogen werden. All diese Vorgänge zu integrieren, unser gesamtes Denken, Fühlen, Handeln, die Aufnahme von Nahrung, das Bewältigen von Krisensituationen liegen im Aufgabenbereich der drei Doshas, die ganz natürlich eine individuelle Balance anstreben. Leben ist also ein lebendiges Wechselspiel von Einflüssen und unseren Reaktionsweisen darauf, immer mit dem Bestreben, eine natürliche Balance aufrechtzuerhalten oder wiederherzustellen.

„Wie das Universum, so das Individuum.“
Vedische Weisheit

Das ganze Farbspektrum des Lebens

Ein Vergleich mit einem Farbfernsehbild mag dies veranschaulichen: Ein gutes Bild entsteht aus der harmonischen Mischung der drei Grundfarben Rot, Grün und Blau. Nimmt dagegen eine Farbe überhand, sagen wir Blau, so entsteht ein farbstichiges Bild, und die Farbharmonie ist gestört. Ähnlich ist es mit unserem Geist-Körper-System. Nimmt ein Dosha überhand, so entwickeln sich Symptome und körperlich-geistige Erscheinungen, die zunächst nur als Vorstadien, später auch als bereits manifeste Krankheiten erscheinen. Der Mensch ist aus dem Gleichgewicht geraten. Sein Vata, Pitta oder Kapha ist gestört. Auch eine Kombination von Ungleichgewichten im Bereich der Doshas ist in allen Variationen natürlich möglich. Solange wir den Selbstrückbezug, wie ihn der Ayurveda lehrt, in uns aufrechterhalten haben, also ein gesundes Gespür für richtig und falsch bewahren und danach handeln, unterstützen wir unsere Doshas in ihrem natürlichen Bestreben nach Gleichgewicht. Haben wir diese selbstregulierende Innenwahrnehmung verloren oder missachten wir sie, entstehen körperliche und geistige Ungleichgewichte, die unter Umständen zu akuten oder dauerhaften Störungen oder Krankheiten führen. Ziel aller ayurvedischen Therapien ist es daher, das Gleichgewicht, die Harmonie der Doshas wiederherzustellen und dabei auch – und das ist ganz wesentlich – die Selbstheilungsenergien freizulegen und die Fähigkeit für ein gesundes Leben zu entwickeln.

Die geistigen Eigenschaften der Doshas

Manche geistigen Eigenschaften haben wir bereits erwähnt; hier noch eine etwas ausführlichere Aufzählung, um die Bedeutung der Doshas als ganzheitliche Bioregulatoren besser zu verstehen.

- *Vata:* wach, sensitiv, feinfühlig, flexibel, geistig rege, lebendig und offen.
- *Pitta:* kreativ, scharfer Verstand, dynamisch; bereit, die Dinge anzupacken und zu verändern.
- *Kapha:* stabil, ausdauernd, gründlich, bodenständig, gutes Langzeitgedächtnis.

Dynamisches Gleichgewicht und wechselnde Abhängigkeit der Doshas

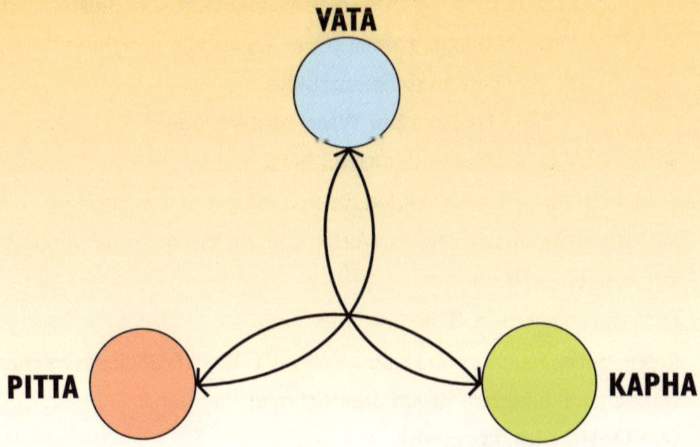

Im Ungleichgewicht kennzeichnen die Doshas aber auch unsere negativen geistig-seelischen Eigenschaften und Charakterzüge. Dann ist Vata ängstlich, besorgt, nervös und zaudernd, reagiert empfindlich auf Sinnesreize und Umweltbelastungen. Pitta reagiert gereizt, grantig, aggressiv und zornig, ist leicht hitzköpfig und fällt durch vermehrtes Verlangen nach Genussmitteln auf. Kapha schließlich wirkt träge, dumpf und schwerfällig, sowohl im Denken als auch im Handeln. Oder es macht schwermütig, stur und geistig unbeweglich.

Ziel jeder Therapie im Maharishi Ayur-Veda ist das Gleichgewicht der Doshas

Bereits durch diese sehr einfache Unterteilung mittels Vata, Pitta und Kapha ist schon eine differenzierte Zuordnung von Krankheiten mit ihren körperlichen und psychischen Eigenschaften und Symptomen möglich. Wir erhalten so bereits ein neues Verständnis von Gesundheitsstörungen, das uns auch bei der Bewertung von Hypertonie und Herz-Kreislauf-Erkrankungen leitet.

Biologische Rhythmen

Die Doshas geben, soweit haben wir sie bereits kennen gelernt, Aufschluss über die „Natur einer Erkrankung“. Da sie aber auch kosmologische, überall wirkende Prinzipien sind, unterliegt auch die äußere Natur ihrem Wechselspiel, ausgedrückt zum Beispiel in dem Wandel der Jahreszeiten, in Tageszeitenrhythmen oder in Klima und Landschaftsstruktur.

Während der Vata-Jahreszeit (Spätherbst und Winter) treten statistisch gehäuft Blutdruckkrisen auf

Die Doshas bei Wind und Wetter

Wenn Wetter und Klima bestimmte Eigenschaften annehmen, werden die entsprechenden Doshas auch in uns angeregt:

- *Vata* durch kaltes, trockenes Wetter, z. B. im Winter, oder durch Zugluft, Föhn und Wind.
- *Pitta* durch Hitze, z. B. im Sommer.
- *Kapha* durch feuchtes und kaltes Wetter, z. B. im Frühjahr zur Schneeschmelze, bei Nebel, Regen oder Schneefall.

Die Doshas im Tageslauf

Während ihres Tageslaufs geben uns die Doshas wichtige Hinweise für ihre Störungen. Kapha-Probleme zeigen sich oft zur Kapha-Zeit des Tages, also morgens etwa von 6 bis 10 Uhr. Der Körper kann sich hier noch schwer, träge, steif und unbeweglich anfühlen, und der Geist will noch nicht so recht wach werden. Zur analogen Kapha-Zeit abends fühlen wir uns unter Umständen übermäßig müde und schlafbedürftig. Kapha und Ama haben oft ganz ähnliche Eigenschaften, so dass bei einem Übermaß an Ama Kapha ähnliche Erscheinungen auftreten können. Manche Arten von Herzbeschwerden treten zu diesen Tageszeiten auf und sind in der Regel Ausdruck einer übermäßigen Ansammlung von Ama im Körper. Meist ist dann auch die Stimmung des Kranken düster und schwer, er fühlt sich antriebslos und träge. Pitta nimmt am späten Vormittag und über Mittag zu, zeigt sich oft durch zunehmenden Appetit und unter Umständen auch durch vermehrte Beschwerden, wenn diese mit Pitta zusammenhängen. Auch nachts, zwischen 22 und 2 Uhr, wenn Pitta erneut dominiert, bestimmte Organe regeneriert und Körperwärme für den Schlaf erzeugt, können Pitta-Beschwerden auftreten. Vata bringt Schwung in den Nachmittag und vermehrt unsere Träume in der zweiten Nachthälfte. In den

Auch am Ende der Vata-Tageszeiten frühmorgens und am späten Nachmittag ist der Blutdruck etwas höher

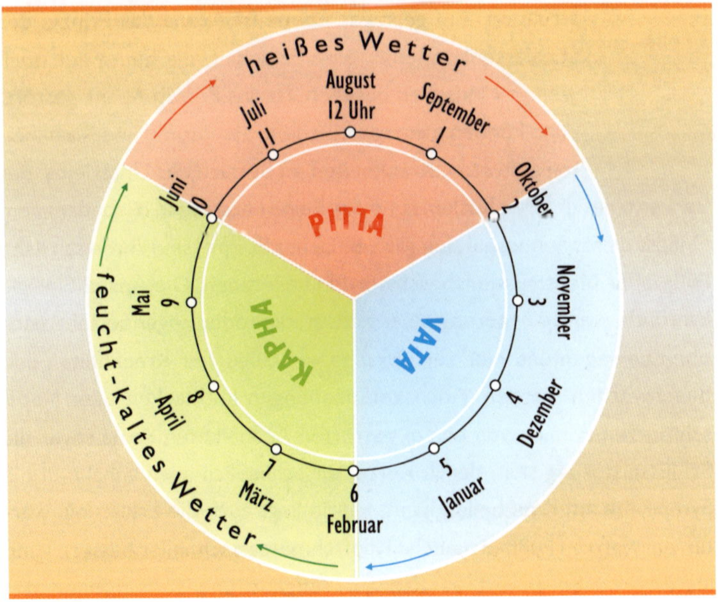

frühen Morgenstunden regt es die Ausscheidung von Stuhl, Urin und Stoffwechselabfallprodukten an. Vata-Beschwerden zeigen sich ebenfalls häufig in diesen Maximalzeiten. Da Vata von den drei Doshas am leichtesten aus dem Gleichgewicht zu bringen ist, verursacht es auch die meisten körperlichen und psychischen Probleme. Es kann glücklicherweise durch eine gesunde, Vata ausgleichende Routine im täglichen Leben bald wieder ins Lot gebracht werden.

Subdoshas – Schlüsselfunktionen der Physiologie

Subdoshas sind Teilfunktionen der Doshas, die jeweils eine Schlüsselstellung mit speziellen Aufgaben in der menschlichen Physiologie einnehmen. Vata, Pitta und Kapha haben fünf Unterfunktionen, die hier nicht genauer besprochen werden. Welche Bedeutung die Subdoshas für unser Wohlbefinden und für die Entstehung von Krankheiten haben, soll aber an zwei Beispielen erläutert werden:

Apana-Vata sitzt energetisch im unteren Bauchraum und regelt alle Vorgänge, die mit Ausscheidung zu tun haben: also Stuhlgang, Harnausscheidung, Absonderung von Samenflüssigkeit und den Vorgang der Menstruation. Auf geistiger Ebene ist Apana das Prinzip des „Loslassenkönnens", eine Fähigkeit, die heute nur noch wenige Menschen besitzen. Ist das Prinzip Apana gestört, dann können ganz verschiedene Symptome und Krankheiten auftreten. Krankheiten im Bereich des Unterleibs, des Beckens, des unteren Rückens und der Beine unterliegen besonders dem Einfluss dieses Subdoshas. Ein ganz einfaches Beispiel sind chronisch kalte Füße oder Menstruationsbeschwerden bei Frauen. Die Apana-Energie kann sich, wenn die Störung tiefer sitzt, stärker oder länger besteht, nach oben bewegen und hier zur Ursache verschiedener Krankheiten und Beschwerden werden. Auch Verspannungen im Nacken oder Kopfschmerzen können von einem gestörten Apana kommen, ja sogar die Schlüsselstörung sein, deren Korrektur schließlich auch anhaltend die Symptome am Kopf heilen kann. Hierin liegt auch die Erklärung, warum ein warmes Fußbad manche Kopfschmerzen schneller bessern kann als Aspirin. So gehört es also zur Aufgabe und zum Können des

Ein gestörtes Apana-Vata ist der Ausgangspunkt vieler chronischer Leiden

ayurvedischen Arztes, die entsprechenden Schlüsselstörungen zu lokalisieren und zu behandeln.

Ein zweites sehr wichtiges Teilprinzip ist *Ranjaka-Pitta.* Dieses Subdosha wirkt auf Leber, Galle und Milz. Eine seiner wichtigsten Funktionen ist die Blutbildung und Giftverarbeitung. Toxine, die bei unvollständiger Verdauung im Magen-Darm-Trakt oder unvollständigem Stoffwechsel in den Zellen und Geweben auftreten, gehen zum Teil über die Leber einer „Nachverarbeitung" zu. Bei Toxinüberlastung kommt es zu den bekannten psychischen und körperlichen Beschwerden, die wir im akuten Fall auch nach einem opulenten Mahl oder zu viel Alkohol feststellen können. Wir fühlen uns danach mitunter übel, gereizt, verkatert, unleidlich und missgelaunt, als wäre uns eine „Laus über die Leber gelaufen". Das kennzeichnet ein Erscheinungsbild des gestörten, überlasteten Ranjaka-Pittas.

Hoher Blutdruck aus Sicht des Ayurveda

Die Ursache eines Ungleichgewichts der Doshas liegt im grundlegenden Ungleichgewicht zwischen unserem Selbst und der Wahrnehmung unserer Umgebung. Der Ayurveda beschreibt sehr genau, wie durch innere

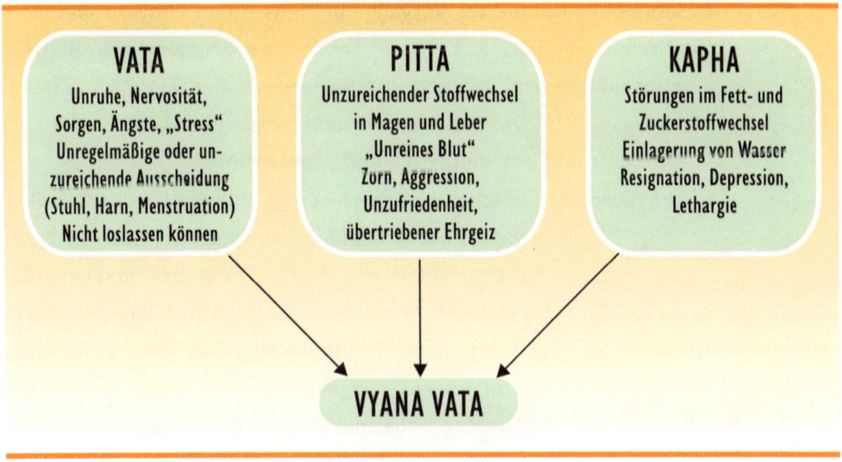

10: Faktoren, die aus der Sicht des Ayurveda auf den Kreislauf (Vyana Vata) einwirken.

und äußere Einflüsse die Doshas aus dem Gleichgewicht kommen, bis es zu manifesten Krankheiten und Beschwerden kommt. Das Dilemma des hohen Blutdrucks beginnt auf der feinsten Bewusstseinsebene: Ein ständiger innerer Konflikt zwischen den Extremen des Lebens erzeugt Druck und Spannung. Wenn diese Eigenschaften das Bewusstsein dominieren, übertragen sie sich auf die feinstofflichen Grundeinheiten des Körpers, die Doshas. Hypertonie wird aus der ayurvedischen Sichtweise als angeregtes Vyana-Vata bezeichnet. Vyana ist das Subdosha, das für den Kreislauf und die Informationsverbreitung im ganzen Körper notwendig ist. Ein Überdruck von Vata regt dieses Subdosha an und kann dazu führen, dass seine Funktion immer mehr gestört wird. Das beginnt als ein für uns kaum wahrnehmbares energetisches Ungleichgewicht und endet als organische Krankheit, wenn man nichts unternimmt, um das angeregte (Sub-)Dosha wieder zu beruhigen. Ist das Kreislaufprinzip Vyana-Vata erst einmal angeregt, dann kann diese Anregung von den anderen Doshas weiter aufrechterhalten oder sogar verstärkt werden.

Drei Begriffe zu Stoffwechsel und Verdauung

Das System der Doshas und Subdoshas ist die gemeinsame Grundlage zur Beschreibung komplexer Vorgänge in Mensch und Umwelt und ihrer wechselseitigen Beeinflussung – und es dient als Grundlage aller Behandlungsformen. Nun müssen noch drei weitere wichtige Begriffe im Zusammenhang mit Stoffwechsel und Verdauung erklärt werden.

Ama: „nicht gar gekocht" und „unverdaut"

Ama kann auch in den Blutgefäßen abgelagert werden und bildet so die arteriosklerotischen Plaques, die die Blutgefäße verengen und verschließen können

Eine wesentliche Ursache von Krankheit und Schmerz liegt nach Auffassung des Ayurveda in Übereinstimmung mit westlicher Medizin auch in der Ansammlung von Toxinen. Der ayurvedische Arzt bezeichnet diese unabhängig von ihrer Herkunft mit einem Sammelbegriff als Ama (a-ma = unverdaut, unreif, ungekocht) und meint damit alle Stoffwechselfehlprodukte, unverdaute Nahrungsbestandteile, Zellgifte und körperfremde Stoffe, die Gesamtheit der so genannten Endo- und Ektotoxine. Diese können Ausgangspunkt und Folge von körperlichen und psychischen Erkrankungen sein. In der westlichen Medizin haben wir bisher keine geeigneten Begriffe, die vollständig beschreiben, was mit Ama gemeint ist. Die Naturheilkunde spricht von „Schlackenstoffen" und meint damit etwas Ähnliches, findet damit aber bei strengen Schulmedizinern kein Verständnis, da es nach ihrer Auffassung keine Schlacken im Körper gibt. Die moderne Medizin hat aber einiges von dem, was Ayurveda mit Ama meint, inzwischen identifiziert. So können wir alle Stoffwechselnebenprodukte dazurechnen, die bei gestörtem Eiweißstoffwechsel im Darm auftreten: Kadaverine, Putriszine und Spermidine etwa, die insgesamt als Polyamide bezeichnet werden. Oder Alkohole, die bei Gärungsprozessen im Darm auftreten. Eine ganz bedeutende Form von Ama sind schließlich die Verursacher der freien Radikale im Stoffwechsel von Zellen und Geweben. Dieses Thema ist so wichtig, dass ihm ein eigenes Kapitel gewidmet wird.

Auch die Verursacher freier Radikale sind „Ama". Siehe dazu ein eigenes Kapitel ab Seite 83

Agni – biologisches Feuer

Die Ursache für das Auftreten von Endotoxinen wird in einer Funktionsstörung des ganzheitlichen Prinzips Agni gesehen. Agni ist auf körperlicher Ebene das Zell- und Stoffwechselfeuer, die Verdauungskraft. In geistiger Hinsicht repräsentiert Agni die Fähigkeit des Nervensystems zur Verarbeitung von Sinneseindrücken, die „geistige Verdauung". Wir müssen hier betonen, dass Agni wiederum ein ganzheitliches und psychosomatisches Prinzip ist und daher durch ganz unterschiedliche äußere und innere Einflüsse geschwächt oder gestärkt werden kann. Wie viel, wann und was wir essen, beeinflusst unser Körperfeuer also ebenso wie die Welt unserer Gefühle und Emotionen, die inneren Biorhythmen und die äußeren Einflüsse von Klima oder Jahreszeiten. Und nicht zu vergessen: Eine wichtige Einflussgröße ist unsere Konstitution, die dem einen lange Zeit in seinem Leben erlaubt, in Sachen Essen aus dem Vollen zu schöpfen, während der andere von Natur aus sehr sorgsam mit der Wahl seiner Nahrungsmittel umgehen muss. Die Therapie von Agni muss daher ganzheitlich erfolgen und kann sich nicht allein auf Empfehlungen zur Auswahl gesunder Nahrungsmittel beschränken.

Agni ist die grundlegende Transformationskraft unseres Geist-Körper-Systems und verdient besondere Beachtung

Wie können wir Agni stärken?

Im Ayurveda gibt es ein reichhaltiges Wissen über Maßnahmen zur Stärkung von Agni. Dazu gehören zahlreiche Rezepturen zur Stärkung der Verdauungskraft und Wiederherstellung einer gesunden Darmflora, individuelle Diät- und Fastenmaßnahmen, ein umfangreiches Wissen über die Wirkung von Nahrungsmitteln pflanzlicher und tierischer Herkunft, zum Teil hoch wirksame Kräuter- und Mineralpräparate und unterschiedliche Ergänzende Maßnahmen, vor allem Ordnungstherapie unter Einbeziehung von konstitutionellen Eigenheiten, Lebensalter, Beruf und biologischen Rhythmen. Die Beurteilung der Vitalität dieses biologischen Feuers ist in der täglichen Praxis wegen seiner wichtigen Rolle in der Entstehung von Krankheit und Schmerz von großer Bedeutung.

Ojas – feinste Essenz von Nahrung

Ein gesundes Agni ist eine der Voraussetzungen für die kontinuierliche Bildung von Ojas, der feinsten Essenz von Nahrung. Letzteres ist die feinstoffliche Entsprechung von körperlichem und geistigem Wohlbefinden.

Ojas verleiht Immunität, psychische und physische Stärke, Ausstrahlung, Vitalität, Ausgewogenheit und Glück. Schmerz und Krankheit entstehen dort, wo die Bildung von Ojas beeinträchtigt ist und als negatives Pendant Ama entsteht. Wie Sie Ama beseitigen oder dessen Entstehung verhindern, erfahren Sie jeweils bei den einzelnen Krankheitsbildern. Die Ausscheidung vorhandener Toxine können wir mit teilweise sehr einfachen, aber wirkungsvollen Maßnahmen wie der Heißwasser-Trinkkur (Seite 58) fördern. Sie dient vor allem zur Ausleitung wasserlöslicher Toxine, während Ghee (Butterreinfett) oder andere ölige Substanzen fettlösliche Stoffe binden und deshalb bei der Pancha-Karma-Therapie eingesetzt werden (Seite 73).

Ganzheitliche Behandlung

Die vielseitigen Therapieansätze im Ayurveda geben uns wirkungsvolle Möglichkeiten bei der Behandlung von Schmerz und Krankheiten im Allgemeinen an die Hand. Ein besonderer Vorteil liegt auch darin, dass unterschiedliche Ansätze aus dem gleichen Betrachtungsmodell abgeleitet werden. Daraus ergibt sich eine klare Systematik und Gesetzmäßigkeit in

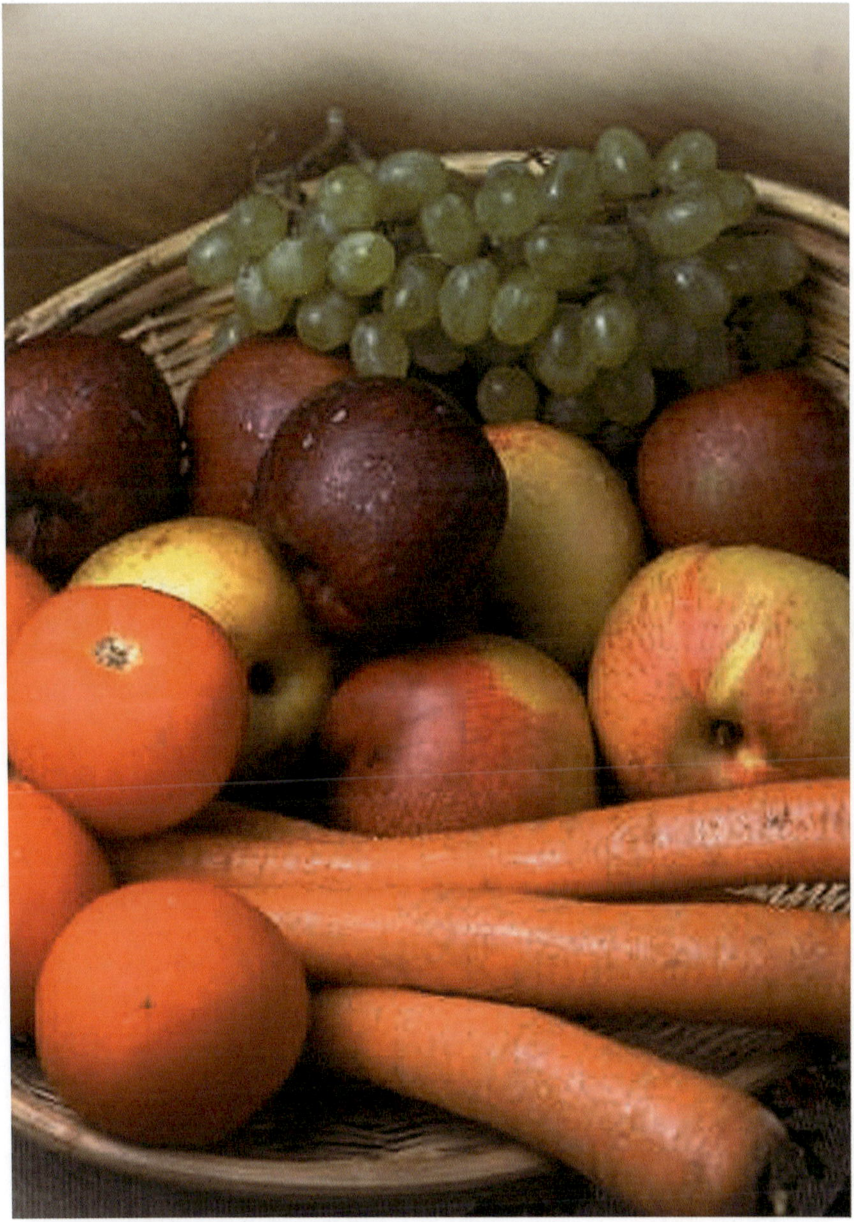

11: Sonnengereifte Früchte helfen, das natürliche Agni zu stärken dieser natürlichen Heilkunde, die auch bei lokaler Anwendung immer auf den ganzen Menschen wirkt. Die ayurvedische Therapie, die Hypertonie als Anregung von Vyana-Vata versteht, ist eine ganzheitliche Behandlung, die darauf abzielt, die Doshas insgesamt wieder in ihr individuelles Gleichgewicht zu bringen und dadurch vollkommene Gesundheit (wieder) zu erlangen.

Kapitel 3

Ayurvedische Heilverfahren

Vollkommene Gesundheit – und wie man sie wieder erlangt

Svastha, der ayurvedische Begriff für Gesundheit, heißt: „Im Selbst gegründet sein“. Das Selbst ist die stillste Ebene des Bewusstseins im Menschen, die Quelle seines geistigen und körperlichen Schaffens. In sich zeitlos und transzendent, berührt der Weise, der diesen Bereich in tiefer Meditation für sich erschlossen hat, die umfassende kosmische Seinsebene und wird eins mit ihr. Das Selbst, das „Tao“ in der Philosophie des alten China oder das „Eine“, wie es die christlichen Mystiker nannten, ist der Ort vollkommener Gesundheit. Es ist die Heimstatt des Veda, die Quelle allen Wissens in uns.

Sind wir im Selbst gegründet?

Sich diese Frage zu stellen ist offensichtlich von großer Tragweite für unser persönliches Leben. Aus vedischer Sicht hängen davon Glück, Gesundheit und Erfolg im täglichen Leben entscheidend ab. Was wissen wir von unserem Selbst? Wir alle sind zur Schule gegangen, haben Schreiben, Lesen und Mathematik gelernt, wissen so manches über die Welt der Atome und den Lauf der Erde um die Sonne. Über unser eigenes Selbst aber haben wir nichts erfahren. Wie ist es also beschaffen? Die vedischen Texte geben uns auch hierüber eine bemerkenswerte Auskunft: Unser eigenes Selbst ist der stille Hintergrund von Wissen, Bewusstsein und Wahrnehmung, der uns erlaubt, intuitiv, aus innerem Wissen heraus, richtig zu handeln. Etwas was der Verstand nicht kann. Sind wir aber abgelenkt durch die vielfältigen Ereignisse des täglichen Lebens, dann verlieren wir den Kontakt zu dieser Quelle von klarer Entscheidung und vollkommener

Gesundheit in uns. Das gilt aus vedischer Sicht als die letzte und ursprüngliche Ursache von Problemen, Misserfolg und Krankheit. Wir haben den „Selbstrückbezug“ verloren, so die ayurvedische Lehre.

„Fehler des Intellekts“ und Stress

Das Überschatten der Selbstwahrnehmung wird in den vedischen Texten als „Pragyaparadh“ oder „Fehler des Intellekts“ bezeichnet. Dieser „Fehler des Intellekts“ bezieht sich auf die Wahrnehmung unserer Persönlichkeit und auf unsere gesamte Aktivität. Das zeigt sich zum Beispiel in folgenden täglichen Situationen: in unnötigen Selbstzweifeln („Das schaffe ich nie“), in Selbstüberschätzung („Für mich kein Problem“), in Abhängigkeit gegenüber äußerlichen Dingen („Dieser Zeitdruck!“, „Was erwarten andere von mir?“) von denen wir wissen, dass sie uns nicht gut tun. Alles, was wir als „Stress“ empfinden, ist letztlich nichts anderes als ein Fehler unseres Intellekts, die Folge einseitigen Verstandesdenkens. Stress ist nämlich meist nicht nur die Situation selbst, sondern unsere Wahrnehmung davon. So kennen auch Sie sicher Tätigkeiten, die ein anderer Mensch sehr gerne macht, die aber für Sie ein Gräuel wären. Allein schon der Gedanke daran bereitet Ihnen hohen Blutdruck.

„Selbstrückbezug“ ist wichtig, um innere Intelligenz und damit Selbstheilungskräfte zu wecken

Auf die innere Stimme hören

Entscheidungen dagegen, die aus der Tiefe des Herzens kommen, sind weise Ratgeber, denn sie rühren aus der Einheit des Selbst, und „Fehler des Intellekts“ werden so vermieden. Wir sollten zudem versuchen, äußeren Ereignissen weniger Bedeutung beizumessen, um nicht den Bezug zum Inneren zu verlieren. Denn wer im Selbst ruht, bewahrt seine Gesundheit und handelt zum eigenen Wohl und dem anderer.

Krankheit entsteht im Bewusstsein

Im Gegensatz zur modernen Medizin, die die Ursachen von Krankheiten im physikalischen und biochemischen Bereich sucht, geht der Maharishi Ayur-Veda in der Feststellung der Ursachen direkt auf die grundlegende

Bewusstseinsebene. Denn die Unfähigkeit, das eigene Selbst, das ständig im Einklang mit allen Naturgesetzen ist, wahrzunehmen und im Leben auszudrücken, schafft ein ständiges Ungleichgewicht in Geist und Körper, das letztlich in Krankheiten, Leiden und im Alterungsprozess endet.

Auf der Grundlage des „Selbstrückbezugs" bietet der ayurvedische Gesundheitsansatz zwei wesentliche Methoden an, um die Ursache aller Krankheiten, Pragyaparadh, zu überwinden und damit eine sinnvolle Vorsorge zu ermöglichen: „Bewusstseinstechnologien" zur täglichen mühelosen und direkten Erfahrung unseres eigenen Selbst und die Technik, im Einklang mit unserem Selbst und den Naturgesetzen zu handeln.

Vierzig Ansätze für vollkommene Gesundheit

Das Gesamtspektrum vedischer Therapien beinhaltet 40 Aspekte der vedischen Literatur, um die Gesundheit von Mensch und Umwelt zu erhalten oder diese wieder herzustellen. Gemeinsame Grundlage der ganz unterschiedlichen Therapiearten, von denen im Folgenden einige kurz umrissen werden, ist immer, den Selbstrückbezug und damit Wohlbefinden zu erhalten. Die Balance der geistig-seelischen und körperlichen Kräfte, ausgedrückt in der Lehre von den Doshas, ist der direkte Ansatz dazu. In diesem Sinne wirken alle Behandlungen harmonisierend und fördern die Eigenheilkräfte von Mensch und Natur.

Beginnen Sie zuerst die Empfehlungen im Alltag umzusetzen, die Ihnen am meisten zusagen!

Ein Zehn-Punkte-Programm beinhaltet eine Auswahl der wirkungsvollsten Anwendungen des Maharishi Ayur-Veda bei Hypertonie:

1. Einfache, aber grundlegende Ernährungsempfehlungen
2. Yoga – sanfte Körperübungen
3. Transzendentale Meditation und Selbstpulsfühlen
4. Sanfte Ölmassagen und Aromatherapie
5. Musik- und Klangtherapie mit Gandharva-Veda und vedischen Urklängen
6. Rasayanas: verjüngende und vitalitätsstärkende Pflanzen- und Mineralpräparate
7. Pancha Karma: ayurvedische Reinigungs- und Regenerationstherapie

8. Nutzung der biologischen Rhythmen im Tagesablauf
9. Jyotish und Yagya – Vedische Astrologie und vedische Textlesungen, die positiven Einfluss haben
10. Sthapatya-Veda – vedische Architektur und Baubiologie

Ernährung im Ayurveda

Richtiges und gesundes Essen erfüllt ein Grundbedürfnis des Menschen. Mit Nahrung führen wir uns nicht nur die erforderlichen Bausteine des Lebens zu, sondern nähren damit auch unser Herz und unseren Geist. Essen ist daher aus ayurvedischer Sicht nicht so sehr eine Sache des Verstandes, sondern vielmehr des Herzens. Nur was gut schmeckt, alle Sinne befriedigt und das Herz erfreut, ist wirklich gesund.

Natürlich sollten unsere Nahrungsmittel auf gesundem Boden in natürlicher Umgebung gewachsen sein und alle Ansprüche erfüllen, die wir an ein hochwertiges Lebensmittel stellen. Wichtig ist darüber hinaus aber, dass wir im Einklang mit unserer eigenen Natur und den aktuellen Bedürfnissen essen. Die Doshas geben uns dafür die richtigen Hinweise, und die Rasas, die sechs Geschmacksrichtungen, drücken sie durch unser Verlangen nach ganz bestimmten Speisen aus. Essen ist daher eine der wichtigsten Möglichkeiten, die Balance in Körper, Geist und Seele zu erhalten oder wiederzugewinnen, vermittelt durch das Harmoniebestreben der Doshas.

Die sechs Rasas

Grundlegende Informationen erhalten wir durch die Rasas, die Geschmacksqualitäten der Speisen. Außerdem bereiten diese die jeweiligen Verdauungsdrüsen auf ihre Aufgabe vor:

Süß: anregend für die Bauchspeicheldrüse

Sauer: anregend und kräftigend für die Magendrüsen, stimuliert am stärksten die Speichelsekretion

Salzig: appetitanregend und den Wasserhaushalt beeinflussend

Scharf: anregend für den Stoffwechsel, Wärme erzeugend und reinigend

Bitter: reinigend, stimuliert Leber und Galle

Herb: zusammenziehend, Schleimhaut beruhigend.

Diese verschiedenen Geschmacksrichtungen sollten in einem ausgewogenen Verhältnis zueinander stehen und jeden Tag im Essen vertreten sein. Da jede Nahrung für sich eine eigene Wirkung auf die drei Doshas ausübt, lässt sich für die unterschiedlichen Gesundheitsstörungen ein passender Ernährungsplan zusammenstellen.

Idealerweise enthält jede Mahlzeit alle sechs Geschmacksrichtungen. Fehlendes kann durch Gewürze ausgeglichen werden

So sollten Sie essen

Die nachfolgenden Empfehlungen verstehen sich nicht als starre Regeln, sondern als Orientierungshilfe. Vertrauen Sie vor allem Ihrem natürlichen Verlangen und inneren Bedürfnissen. Sie werden sich mit der empfohlenen Auswahl wohl fühlen, wenn das angegebene Dosha bei Ihnen aus dem Gleichgewicht geraten ist. Befragen Sie im Zweifelsfall oder bei ernsten Gesundheitsstörungen einen im Maharishi Ayur-Veda ausgebildeten Arzt.

Ayurveda empfiehlt in der Regel vegetarische Kost. Um sich den Doshas entsprechend zu ernähren, müssen Sie aber kein Vegetarier sein, obwohl diese Ernährungsweise viele gesundheitliche Vorteile mit sich bringt. Versuchen Sie, Ihre Ernährung allmählich umzustellen, indem Sie Ihren Fleischkonsum nach und nach reduzieren. Bevorzugen Sie zunächst Geflügel und Fisch; beides ist leichter verdaulich.

Nach dem Testergebnis von Seite 35 wissen Sie, welches Dosha bei Ihnen vorherrscht

Vata

Bevorzugen Sie warme, wohlschmeckende Speisen und Getränke; Süßes, Saures und Salziges; schwere, reichhaltige und ölige Speisen; alle 4 - 5 Stunden kleine bis mittelgroße Mahlzeiten. *Meiden* Sie kaltes, trockenes und leichtes Essen; Bitteres, Herbes und Scharfes; gewichtsreduzierende und unregelmäßige Mahlzeiten. Zu den *empfehlenswerten Nahrungsmitteln* gehören alle Getreide, alle Milchprodukte und Fette in kleinen Mengen. Sehr gut eignen sich alle süßen und reifen Früchte und gekochte Gemüse. Als Gewürze sollten Sie Ingwer, Kardamom, Zimt, Kreuzkümmel und schwarzen Pfeffer bevorzugen. Eine Vata ausgleichende Gewürzmischung gibt es als Vata Churna im Handel.

Pitta

Bevorzugen Sie kühle, reichhaltige Speisen und Getränke; Süßes, Bitteres und Herbes; schwere, ölige und gehaltvolle Mahlzeiten in mäßigen Mengen; Salate. *Meiden* Sie heiße Speisen und Getränke; Scharfes, Saures und Salziges; leichte, trockene und unregelmäßige Mahlzeiten. Zu den *empfehlenswerten Nahrungsmitteln* gehören Reis, Weizen und Gerste, gekochte Gemüse wie Spargel und Zucchini, Milch, Sahne und Ghee und süße Früchte. Von den Gewürzen haben Ingwer in kleinen Mengen, Gelbwurz, Koriander und Safran eine Pitta ausgleichende Wirkung, ebenso die fertige Gewürzmischung Pitta Churna. Besonders wichtig ist es, auf übersäuernde Nahrungsmittel und Getränke zu verzichten. Dazu gehören saure Milchprodukte, Zitrusfrüchte, kohlensäurehältige Getränke und Alkohol.

> Die ayurvedische Ernährung ist geschmacksintensiv
> und auch leicht zubereitet.
> Wenn Sie sich näher mit der ayurvedischen Kochkunst
> und Ernährungslehre auseinandersetzen wollen,
> empfehlen wir Ihnen, nähere Informationen bei
> Ernährungsseminaren einzuholen.
> Adressen und einige empfehlenswerte Bücher
> zu diesem Thema finden Sie im Anhang.

Kapha

Bevorzugen Sie generell warme Speisen und Getränke; Scharfes, Bitteres und Herbes; leichte und trockene Mahlzeiten; appetitanregende Gerichte, Salate und Suppen. *Meiden* Sie generell kaltes, schweres und reichhaltiges Essen; Süßes, Saures und Salziges; zu üppige und ölige Gerichte sowie Zwischenmahlzeiten. *Günstige Nahrungsmittel* sind scharfe und bittere Gemüse wie Rettich, Spinat und Salate. Von den Getreiden sollte man neben Reis Gerste, Mais und Hirse bevorzugen. Besonders günstig sind Hülsenfrüchte wie Mung Dhal oder Linsen, die zu Saucen verarbeitet werden. Wichtig ist es auch, alle Speisen salzarm, aber kräftig gewürzt zuzubereiten. Geeignete Gewürze sind Ingwer, Pfeffer, Gelbwurz, Nelken, Kreuzkümmel oder Kapha Churna als Fertigprodukt.

Entschlacken und Ama abbauen

Um Ama in den wichtigsten Körpergeweben abzubauen, genügt oft schon eine Entschlackungskur von 8–10 Tagen. *Vermeiden* Sie während der Kur

Gebratenes, Frittiertes, Fettes, Saures, reine Rohkost, rohe Getreidemüsli, Fisch, Schweine- und Rindfleisch, Käse, Quark, Joghurt und andere Sauermilchprodukte sowie Süßigkeiten in jeder Form. *Bevorzugen* Sie statt dessen weißen Reis, Blattgemüse, Karotten, rote Bete, Mungbohnen, leichte, abgelagerte Brotsorten, frische Salate in kleinen Mengen sowie Gemüse- und Getreidesuppen. Halten Sie sich während der Kur viel im Freien auf, und gehen Sie früh zu Bett.

Eine einfache und wirkungsvolle Entschlackungskur für zu Hause: zehn Tage heißes Wasser und leichte Kost

Ihr Speiseplan für zehn Tage

Morgens: 1 Glas zimmerwarmes Wasser mit dem Saft von 1/2 Zitrone und 1 - 2 TL Bienenhonig.

Frühstück: Entfällt. Bei starkem Hunger eine halbe Stunde nach dem Wasser frisch gepresste Fruchtsäfte.

Mittagessen: Eine leichte, warme Mahlzeit in ruhiger Atmosphäre. Achten Sie dabei auf Ihren natürlichen Sättigungspunkt. Bleiben Sie nach dem Essen noch 10 - 15 Minuten sitzen.

Abendessen: Entfällt. Bei starkem Hunger frisch gepresste Fruchtsäfte oder auch Getreide-, Reis- und Gemüsesuppen, die Sie möglichst vor sechs Uhr zu sich nehmen.

Zwischenmahlzeiten: Sollten entfallen, ansonsten frische Obstsäfte.

Zur Förderung des Stoffwechsels und zum Ausspülen von Ama verwenden wir heißes Wasser, das mit der wichtigste Teil der Kur ist. Es sollte mineralstoffarmes, kohlesäurefreies Mineralwasser oder chlorfreies Leitungswasser, wie es in ländlichen Gegenden, aber kaum in Städten erhältlich ist, verwendet werden. Das Wasser sollte zirka 10 Minuten gekocht und dann in einer Thermoskanne aufbewahrt werden. Durch das lange Kochen verbessert sich das Wasser nicht nur im Geschmack, es wird leicht süßlich, sondern es kann danach auch leichter in die Körperzellen eindringen und trägt zur Beruhigung von Vata bei. Die Menge richtet sich nach dem Durst. Trinken Sie jede halbe Stunde eine kleine Menge, etwa 2 - 3 Schlucke bis etwa 1/2 Tasse – so viel und so warm wie angenehm (Selbstrückbezug). Nach zehn Tagen können Sie Ihre Kost wieder langsam aufbauen. Trinken Sie weiterhin stündlich oder zweistündlich heißes Wasser.

Reis-Fastenkur

Bei sehr hohen Blutdruckwerten und bei Pitta- oder Kapha-Dominanz ist die Reis-Fastenkur besonders wirkungsvoll

Bei schweren, durch Schlackenstoffe und Körpergifte stark belasteten Ama-Zuständen, aber auch einleitend zur Behandlung chronischer Krankheiten empfehlen sich einige Fastentage mit Reisschleim. Bei der Reisschleimdiät gibt es drei Tage lang morgens, mittags und abends eine Reissuppe und viel heißes Wasser.

Bewegen Sie sich viel an der frischen Luft, und schlafen Sie ausreichend. Am vierten Tag morgens 1 EL Rizinusöl in 1/2 Tasse Wasser mit dem Saft von 1/2 Zitrone, 1 Prise Salz und 1/4 TL Ingwerpulver verrühren und anschließend zum Abführen trinken. Als erstes Gericht nach dem Abführen nehmen Sie ein Lassi oder eine Reissuppe zu sich. Lassi reguliert die Doshas, stärkt die Verdauungskraft und wird am besten in kleinen Schlucken zum oder nach dem Mittagessen getrunken. Danach gehen Sie langsam auf leichte, warme und vegetarische Speisen über.

Reissuppe (für eine Person):
2 EL Basmatireis und 2 EL gelbe geschälte Mungbohnen in 1/2 l Wasser eine Stunde lang leicht köcheln lassen. Mit etwas Salz, Kreuzkümmel, Ingwer und Gelbwurzpulver würzen. Die Wassermenge kann auch variiert werden. Sollten Sie Reis nicht vertragen oder ihn nicht mögen, so können Sie auch auf eine leichte Gemüse- oder Gerstensuppe ausweichen.

Lassi
besteht aus 1/8 l frischem milden Joghurt, der mit ½ l Wasser verdünnt und mit einem Schneebesen geschlagen wird, bis alle Klümpchen verschwunden sind. Nach Belieben kann mit Honig, Rohrzucker, Ingwer, Kardamom oder mit Salz gewürzt werden.

12 goldene Regeln für gesundes Essen

1. Essen Sie in ruhiger Umgebung und genießen Sie die Speisen. Setzen Sie sich zum Essen stets hin und pflegen Sie regelmäßige Mahlzeiten, möglichst jeden Tag zur gleichen Zeit. Während der Mahlzeiten sollten Sie nicht arbeiten, lesen oder fernsehen und nur wenig sprechen.

2. Essen Sie nur, wenn Sie hungrig sind und die vorige Mahlzeit vollständig verdaut ist (ungefähr 3 - 6 Stunden sollten zwischen den Mahlzeiten liegen). Vermeiden Sie also Zwischenmahlzeiten.

3. Essen Sie möglichst mittags Ihre Hauptmahlzeit und abends leichte Kost und essen Sie nicht zu spät.

4. Essen Sie in Ruhe, weder zu schnell noch zu langsam und lassen Sie dem Magen etwas Freiraum für die folgenden Verdauungsvorgänge. Sie sollten sich am Ende einer Mahlzeit gestärkt und befriedigt fühlen, aber nicht schwer und voll.

5. Trinken Sie zu den Mahlzeiten etwas heißes Wasser, Kräutertee oder Saft. Heißes Wasser verbessert den Geschmackssinn, die Speisen schmecken intensiver.

6. Trinken Sie Milch nicht zu den Mahlzeiten, sondern genießen Sie sie alleine oder zusammen mit süß schmeckenden Nahrungsmitteln. Kurz aufgekocht und gewürzt ist sie am bekömmlichsten.

7. Die Nahrung sollte ausgewogen sein und alle sechs Geschmacksrichtungen, wenigstens bei einer Mittagsmahlzeit, enthalten. Spezielle Empfehlungen richten sich nach Ihrem Konstitutionstyp und nach den Jahreszeiten.

8. Richten Sie sich nach Ihren Bedürfnissen auch beim Essen. Ihr Körper drückt durch den Appetit auf bestimmte Speisen

aus, was er braucht, um wieder ins Gleichgewicht zu kommen. Schädliche Wünsche entstehen aber durch falsche Angewohnheiten oder wenn Sie aus dem Gleichgewicht geraten sind und deshalb kein Gespür mehr für die Bedürfnisse Ihres Körpers haben.

9. Vermeiden Sie Alkohol, Kaffee, kohlensäurehaltige Getränke und Schokolade.
10. Essen Sie abends möglichst keine Sauermilchprodukte, wie Joghurt, Quark und Käse und kein anderes tierisches Eiweiß (Lassi ist erlaubt).
11. Kochen und backen Sie nicht mit Honig; erhitzter Honig erzeugt Ama.
12. Vermeiden Sie eiskalte Nahrung und Getränke, da sie die Verdauungskraft schwächen.

Richtige Nahrungszubereitung

Fertig gekochte Speisen sollten Sie nicht ein zweites Mal aufkochen oder erwärmen. Bereiten Sie Ihr Essen also frisch zu und achten Sie auf vollwertige, naturbelassene Nahrungsmittel. Essen sollte immer schmackhaft und appetitlich angerichtet sein und eine Freude für das Auge sein; die Nahrung sollte alle 5 Sinne angenehm ansprechen. Bereiten Sie Ihre Speisen in gelöster und glücklicher Atmosphäre zu. Ein glücklicher und zufriedener Koch schafft glückliche und zufriedene Esser.

Lernen Sie vor allem wieder, Ihre natürlichen Bedürfnisse wahrzunehmen und ihnen zu vertrauen!

Yoga – sanfte Körperübungen

Yogaübungen, richtig durchgeführt, helfen über den Körper, die Balance im Organismus herzustellen und Stress abzubauen. Durch die sanften Bewegungen und bewussten Stellungen werden Organe und Hormondrüsen stärker durchblutet, Nervenzentren harmonisiert und körperliche sowie seelische Verspannungen aufgelöst. Nicht alle Yogakurse, die heute angeboten werden, sind empfehlenswert. Vielfach werden die subtilen Gesetzmäßigkeiten, die den Wert der einzelnen Übungen ausmachen, grob missachtet, oft gar nicht erkannt. Dieses leicht zu erlernende Übungsprogramm nimmt nur 10 - 15 Minuten täglich in Anspruch und ist vor allem unserer westlichen Lebensweise angepasst.

Unter fachkundiger Anleitung können Sie auch an einem 16-Stunden-Lehrgang teilnehmen. Er wird von Ayurveda-Ärzten geleitet und kann ab zehn Teilnehmern in jeder Stadt abgehalten werden.

Pranayama – das ausgeglichene Atmen

Diese einfache Atemübung beruhigt den Körper und harmonisiert das Nervensystem. Außerdem hilft Pranayama dabei, innerlich zur Ruhe zu kommen.

So wird's gemacht:

- Setzen Sie sich mit geradem Rücken bequem auf einen Stuhl. Lehnen Sie sich nicht an, denn das beeinträchtigt die Atmung. Schließen Sie die Augen, und entspannen Sie sich.
- Dann legen Sie den Daumen Ihrer rechten Hand an das rechte Nasenloch und Mittel- und Ringfinger an das linke. Damit Ihr Arm dabei nicht ermüdet, können Sie ihn an den Brustkorb anlehnen, jedoch nicht auf die Stuhllehne oder auf einen Tisch.
- Verschließen Sie zuerst die rechte Nasenöffnung, und atmen Sie durch die linke Nasenöffnung aus. Danach atmen Sie leicht durch die linke Nasenöffnung ein.
- Jetzt verschließen Sie die linke Nasenöffnung mit Mittel- und Ringfinger der rechten Hand und atmen rechts aus. Dann atmen Sie durch die rechte Nasenöffnung wieder ein.
- Atmen Sie auf diese Weise etwa 5 Minuten im Wechsel.
- Dann senken Sie den Arm und setzen sich mit geschlossenen Augen 1 - 2 Minuten lang bequem zurück.

Wichtig ist, dass Sie mit dem Ausatmen beginnen und dem Einatmen aufhören. Sollten Sie dabei das Bedürfnis haben, durch den Mund zu atmen, tun Sie dies, und fahren Sie mit der Übung fort, wenn Sie sich wieder wohl fühlen.

Dieses Pranayama beruhigt besonders ein angeregtes Vata-Dosha

Transzendentale Meditation und Selbstpulsfühlen

Die vedischen Weisen benutzten bestimmte meditative Techniken, um die grenzenlosen Möglichkeiten menschlichen Bewusstseins auszuloten. Die Methoden der Versenkung waren ein sorgsam gehütetes Geheimnis, das nur im engen und vertrauten Kreis von Meister zu Schüler weitergegeben wurde. Sie ermöglichten Ihnen die Erfahrung reiner Bewusstheit und innerer Einheit, die Quelle ihrer umfassenden Erkenntnisse, aus der die verschiedenen vedischen Wissenszweige, auch der Ayurveda, hervorgingen.

Transzendentale Meditation (TM) ist der heutige Name für eine uralte vedische Technik, die jedoch in unserer Zeit fast in Vergessenheit geraten war. Erst vor etwa vierzig Jahren wurde sie von Maharishi Mahesh Yogi weltweit wieder eingeführt. Er hat sie in eine für den modernen Menschen bequem anwendbare Form gebracht und sich dabei streng an die Prinzipien der ursprünglichen vedischen Tradition gehalten. Dadurch ist diese Meditationstechnik Millionen von Menschen in fast allen Ländern der Erde wieder zugänglich geworden. Transzendentale Meditation kommt aus derselben vedischen Tradition, die den klassischen Ayurveda überlieferte. Sie ist inzwischen die weltweit am besten wissenschaftlich untersuchte Entspannungs- und Meditationstechnik. In vergleichenden Studien der Meditationsforschung erwies sie sich als die effektivste Methode. In Medizin und Psychologie hat sie als leicht erlernbare wertneutrale Entspannungs- und Meditationstechnik weitreichende Anwendungsmöglichkeiten gefunden. Gut belegte Studien demonstrieren überzeugende Kurzzeit- und Langzeitwirkungen vor allem bei psychischen und psychosomatischen Krankheiten wie Angstsyndromen, Neurotizismus, Schlafstörungen, Nervosität, Migräne und Kopfschmerz, um nur einige Anwendungsmöglichkeiten zu nennen.

Transzendentale Meditation ist die effizienteste Methode, die einfachste Form unseres Bewusstseins zu erfahren und zu beleben

Transzendentale Meditation und Hypertonie

Seit 1972 gibt es wissenschaftliche Untersuchungen über die Wirkung von Transzendentaler Meditation auf Hypertonie und Herz-Kreislauf-Erkrankungen, inzwischen sind es zirka dreißig. Einhelliges Ergebnis: Transzendentale Meditation senkt systolischen und diastolischen Blutdruck, reduziert die Häufigkeit von Angina-pectoris-Anfällen, reduziert die Arztkosten für Herz-Kreislauferkrankungen bei über 50jährigen um zirka 80 Prozent, und setzt auch die Sterblichkeit im Rahmen von Herz-Kreislauf-Erkrankungen deutlich herab. Eine Studie über Transzendentale Meditation und Bluthochdruck im November 1995 brachte folgende Ergebnisse:

- Transzendentale Meditation senkt den Blutdruck so stark wie ein mildes blutdrucksenkendes Medikament, jedoch ohne schädliche Nebenwirkungen.
- Transzendentale Meditation senkt den Blutdruck doppelt so stark wie eine andere Entspannungsmethode (Progressive Muskelrelaxation). Dies zeigt, dass die Ergebnisse der Transzendentalen Meditation mit anderen Entspannungsmethoden nicht annähernd erreicht werden können.
- Transzendentale Meditation senkt den Blutdruck siebenmal stärker als die Änderung von Lebensstil und Diät.

Das amerikanische National Institute of Health stellte auf Grund dieses außerordentlichen Ergebnisses sofort ein Stipendium für weiterführende Untersuchungen zur Verfügung. Ein 62-jähriger Hypertoniepatient, der an der Studie teilnahm, berichtete: „Transzendentale Meditation hat mein ganzes Leben verändert. Mein Blutdruck ist um 14 Punkte zurückgegangen und ich kann sagen, dass ich mich ständig entspannt und gesund fühle!“ Einer der Studienleiter, Dr. Bill Sheppard, meinte, dass eine der Hauptursachen des hohen Blutdrucks Stress sei. „Wenn der Körper täglich Stress ausgesetzt ist, lernt er, mit hohem Blutdruck darauf zu reagieren. Wir lehren den Körper, sich wieder täglich zu entspannen.“

Kosteneinsparung durch Transzendentale Meditation

Umfangreiche Langzeitstudien zeigen, dass Anwender der Transzendentalen Meditation im Vergleich zu ausgewählten Gruppen vergleichbaren

Alters, Berufs, Lebensstils usw. wesentlich seltener erkranken und daher ambulante und stationäre ärztliche Behandlungen deutlich weniger in Anspruch nehmen müssen. Dies führt auch zu erheblichen Kosteneinsparungen bei den Krankenversicherern. Einige private Versicherungsgesellschaften in den USA, Holland und Kanada gewährleisten daher Mitgliedern, die regelmäßig Transzendentale Meditation ausüben und ayurvedische Vorbeugeprogramme in Anspruch nehmen, einen Beitragsnachlass, der im Falle einer holländischen Versicherung jährlich zwischen 20 und 30 Prozent beträgt.

Wie funktioniert die Methode?

Wie ist es möglich, spontan und mühelos tief in sich einzutauchen? Die Transzendentale Meditation bedient sich hier einer natürlichen Tendenz des Geistes, nach mehr Wohlbefinden, Glück und Befriedigung zu streben. Verschiedene Meditations- und Entspannungstechniken versuchen den Geist zur Ruhe zu bringen durch Festhalten und Konzentration, durch suggestive Formeln oder durch beruhigende Vorstellungsinhalte. Es ist jedoch schwierig, diese Ebene konkreter Gedankeninhalte zu verlassen und zum Ursprung des Denkens – zu reiner Stille – zu gelangen. Bei der Transzendentalen Meditation wird ein Klangwort verwendet, ein Mantra, das keine inhaltliche Bedeutung hat und dadurch den Geist nicht auf der bewussten Denkebene festhält. In der richtigen Anwendung kann der Meditierende mit Hilfe des Klangs feinere Stadien des Denkens bis zum Ursprung der Gedanken verfolgen. Diese Erfahrung von tiefer Ruhe im Geist geht einher mit tiefer körperlicher Ruhe und Regeneration

Wie kann man Transzendentale Meditation erlernen?

Transzendentale Meditation kann nicht aus Büchern erlernt werden. Genauso, wie die Feinheiten eines Musikinstruments oder menschlicher Gesangsstimmen nur durch einen erfahrenen Lehrer vermittelt werden können, kann auch die Transzendentale Meditation nur in persönlicher Anleitung von einem dazu befähigten Lehrer erlernt werden. Es geht bei diesem Unterricht darum, den direkten Zugang zu den feinsten Nuancen unserer Persönlichkeit, unserem eigenen Selbst, zu öffnen und tagtäglich zugänglich zu machen – also eine wahrlich subtile Angelegenheit.

Transzendentale Meditation ist leicht erlernbar. Günstige Auswirkungen sind rasch spürbar

Der Unterricht ist weltweit einheitlich standardisiert und wird von Lehrinstituten für Transzendentale Meditation flächendeckend angeboten (Adressen siehe Anhang). Transzendentale Meditation ist im Alltag leicht anzuwenden, auch wenn er noch so hektisch abläuft: Die zweimal 20 Minuten, die man bequem sitzend mit geschlossenen Augen genießt, sind von Anfang an so erholsam, dass man nicht mehr darauf verzichten möchte. Durch wachsende Klarheit und Organisationskraft kann man auch den Tagesablauf straffen, um so genügend Zeit für Transzendentale Meditation zu finden. Im Gegensatz zu vielen anderen Meditationsmethoden ist Transzendentale Meditation unabhängig von religiöser und weltanschaulicher Überzeugung für jedermann erlernbar.

Pulsdiagnose und Selbstpulsfühlen

Der Puls spiegelt in vollkommener Weise alle Tendenzen, Aktivitäten und Funktionen von Geist und Körper wieder. Wie ein holographisches Bild, von dem ein ausgeschnittener Teil ebenfalls wieder das ursprüngliche Bild hervorbringen kann, ist der Puls, den man an ganz bestimmter Stelle am Unterarm tastet, ein ganzheitliches Abbild unseres Geist-Körper-Systems. In den klassischen Texten wird die Pulsdiagnose als besonders wichtig hervorgehoben, und gerade die Ärzte, die den Ayurveda wieder belebt haben, vollbringen Erstaunliches an Einsichten in die Persönlichkeit eines Patienten. So ist es durch einfaches Betasten der Unterarmarterie möglich, eine vollständige ayurvedische Diagnose zu stellen: welche Doshas und Subdoshas dominieren, wie das Agni funktioniert, ob Ojas oder Ama dominieren und wie gut die Körpergewebe ernährt sind. Mit der Diagnose der Doshas und Subdoshas ist natürlich auch eine Aussage über den psychischen Zustand des Patienten oder gestörte Organsysteme möglich. Und mit der Feststellung, ob Doshas usw. im Gleichgewicht oder angeregt sind, ist automatisch auch die Therapie vorgegeben.

Die besten Ärzte bauen ihre gesamte Therapie auf das Ergebnis der Pulsdiagnose auf. Die Befragung des Patienten, die normalerweise erst erfolgt, nachdem der Arzt dem (oft verblüfften) Patienten sein Ergebnis von der Pulsdiagnose mitgeteilt hat, dient lediglich zur Bestätigung.

Im Ayurveda spielt auch das Selbstpulsfühlen, das in systematischen Seminaren von jedermann, also auch von medizinischen Laien erlernt werden kann, eine ganz besondere Rolle. Dieses Tasten und aufmerksame Wahrnehmen des eigenen Pulses ist eine besondere Form von Selbstrückbezug, von Selbstwahrnehmung, und damit ein direktes Mittel zur Überwindung der Ursache aller Krankheiten. Dies ist für Hypertonie-Patienten von ganz besonderer Bedeutung, da mit dem Fühlen des Pulses ein direkter Kontakt und Einfluss auf den Kreislauf hergestellt wird. Denn wie wir aus der Physik wissen, verändern wir praktisch auch alles, was wir wahrnehmen. Wenn Sie also Ihren Puls mit ruhevoller Aufmerksamkeit tasten, fließen genau diese Qualitäten in Ihren Kreislauf ein und entfalten dort ihre ausgleichende Wirkung.

Männer fühlen ihren Puls an der rechten, Frauen an der linken Unterarmarterie

So wird's gemacht:

Legen Sie beide Hände mit der Handfläche nach oben vor sich hin. Männer legen den rechten Unterarm in die linke Handfläche, Frauen den linken Unterarm in die rechte Handfläche. Umgreifen Sie mit dem Zeigefinger der untenliegenden Hand das andere Handgelenk und tasten an der Daumenseite des Handgelenkes einen kleinen knöchernen Höcker. Gleiten Sie mit dem Zeigefinger etwas am Arm aufwärts – sie finden dann eine Vertiefung, in der Sie den Puls spüren. Nun Mittel- und Ringfinger locker daneben legen, die Augen schließen und ganz unvoreingenommen den Puls spüren, das ganze zirka 2 - 3 Minuten. Machen Sie diese Übung mehrmals täglich, mindestens drei- bis viermal, und nehmen Sie ganz einfach wahr, was Sie spüren, ohne etwas zu beurteilen.

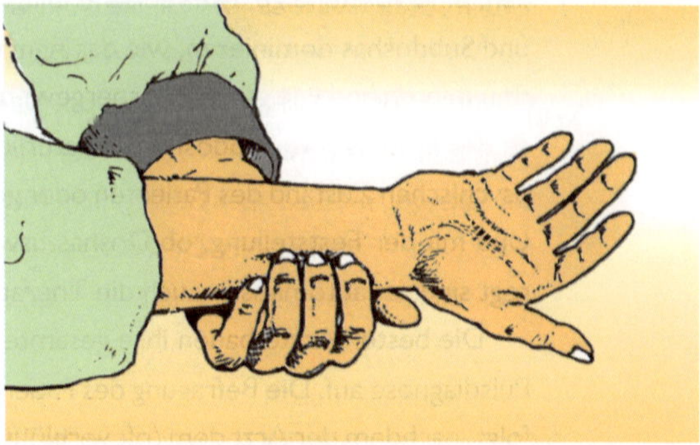

12: Umfassen Sie den richtigen Arm von unten, um den Puls zu fühlen.

Verschiedene Massageanwendungen für zu Hause

Abhyanga-Ölmassage

Die Ganzkörpermassage mit pflanzlichen Ölen ist eine wichtige Anwendung des Ayurveda und wird als Bestandteil der morgendlichen Anwendungen sowie als universale Hilfe bei vielen Erkrankungen und Befindlichkeitsstörungen empfohlen. Regelmäßige Ölmassagen regen den Kreislauf an, beruhigen das Nervensystem und kräftigen die Muskulatur. Sie stärken die Verdauungskraft und schaffen so ein anhaltendes geistiges und körperliches Wohlbefinden. Zudem werden die inneren Organe über ihre Reflexzonen in der Haut ausgeglichen und angeregt. Unsere Haut produziert unter anderem Hormone, besonders Wachstums- und Geschlechtshormone. Durch die Ölmassage wird die Hormonproduktion der Haut nachweisbar angeregt.

Eine regelmäßige Ölmassage beruhigt vor allem angeregtes Vata einschließlich seiner Kreislauffunktion Vyana-Vata

Für ayurvedische Massagen benötigt man „gereiftes“ Sesamöl. Für die Reifung des Öls verwendet man ca. ½ - 1 l Sesamöl und erwärmt es einmal auf maximal 110 °C, wodurch es dünnflüssiger wird und die Haut besser durchdringen kann. Erwärmen Sie das Öl auf kleiner Flamme und achten Sie darauf, dass es auf keinen Fall überhitzt wird. Zur Kontrolle verwenden Sie am besten ein Küchenthermometer oder geben zu Anfang 2 - 3 Tropfen Wasser in das Öl, die dann bei 100° C (der Siedetemperatur von Wasser) anfangen zu knacken und zu brutzeln. Jetzt nehmen Sie das Öl vom Herd und lassen es abkühlen: Das Öl ist „gereift“.

Medizinierte, mit Heilkräutern versetzte Öle basieren meist ebenfalls auf Sesamöl, müssen aber vorher nicht mehr gereift werden. So kann man je nach vorherrschendem Dosha Vata-, Pitta- oder Kapha-Massageöl verwenden (Bezugsquellen siehe Seite 135).

So wird's gemacht:

Nehmen Sie einen Teil des gereiften Öls und erwärmen Sie ihn im Wasserbad (keine Mikrowelle verwenden) auf etwas höher als ihre Körpertemperatur. Setzen Sie sich in einem angenehm warmen Zimmer auf einen Hokker oder bei Fußbodenheizung auf ein Handtuch am Boden. Verwenden Sie nur so viel Öl, dass der Kontakt mit der Haut geschmeidig bleibt. Massieren Sie mit streichenden und kreisenden Bewegungen. Der Druck Ihrer Hand sollte fest, aber angenehm sein. Körperpartien wie Ober- und Unterarme, Ober- und Unterschenkel sowie den Rücken behandeln Sie mit großen Längsstrichen. Die Gelenke massieren Sie dagegen mit kreisenden Bewegungen. Die langen Arm- und Beinknochen sollten mit jeweils gleich festem Druck auf und ab massiert werden, Gelenke mit kreisenden Bewegungen massieren; Brustbein und Bauch sanft, der Bauch im Uhrzeigersinn im Verlauf des Dickdarms. Frauen sollten während der ersten drei Tage der Menstruation keine Ölmassage durchführen.

Dominiert das Kapha-Dosha, ist es empfehlenswert, die Gharshan-Massage mit einem Seidenhandschuh durchzuführen

Massieren Sie 5 - 10 Minuten je Behandlung, beginnend am Kopf, über Hals, Rumpf und Arme bis zu den Beinen. Das Öl zieht nach einigen Minuten in die Haut ein. Nach der Massage sollten Sie 10 Minuten warten und dann ein warmes Bad oder eine warme Dusche nehmen. Das Öl können Sie dabei mit einem Waschlappen oder mit Seife abwaschen. So bleibt den ganzen Tag ein feiner Schutzfilm auf Ihrer Haut. Sollten durch das Sesamöl Hautreizungen auftreten, verwenden Sie alternativ Oliven-, Kokos- oder süßes Mandelöl. Bei fetter Haut, Übergewicht und trägem Stoffwechsel, also typischen Kapha-Symptomen, sollten Sie sich seltener einölen und statt dessen Gharshan-Massagen durchführen. Bei dieser Anwendung ist die Vorgehensweise prinzipiell gleich. Der Körper wird jedoch nicht eingeölt, sondern mit Seidenhandschuhen trocken abgerieben.

Pratimarsha Nasya

Dies ist eine vereinfachte Variante des Nasya, einer ausleitenden Nasenbehandlung des Pancha Karma. Dabei werden 1 - 2 Tropfen des ayurvedischen Nasenreflexöls in die Nase eingebracht und durch leichtes Einatmen hochgezogen. Es ist unter anderem besonders bei Nasennebenhöhlen-Erkrankungen, Nackenverspannungen und Kopfschmerzen angezeigt.

Duftöle zur Entspannung – Aromatherapie

Düfte und Aromen, richtig ausgewählt, wirken sehr intensiv auf unser Bewusstsein und wir können damit unser inneres Gleichgewicht wieder finden. Im Ayurveda werden verschiedene Essenzen, die einander ergänzen und verstärken, zu Grundölen gemischt. Sie wirken sehr harmonisierend auf die Doshas, auf unser inneres System der Regulation.

Zur Entspannung und Beruhigung der Nerven, Verbesserung des Schlafes und gegen Alltagsstress verwenden Sie das Vata-Aromaöl, während Kapha-Aromaöl Müdigkeit und Trägheit überwinden hilft und Pitta-Aromaöl Hitze, Entzündung, Gereiztheit und emotionale Instabilität ausgleichen hilft. Als Einschlafhilfe kann das „Nidra"- Duftöl in der Duftlampe verdampft werden. Falls Sie sich nicht sicher sind, welches Öl für Sie gerade am besten zutrifft, gibt Ihnen Ihr Geruchsinn die zuverlässige Antwort: Den richtigen Duft empfinden Sie als besonders angenehm, wohltuend und anziehend. Sie können einige Tropfen davon in einer Duftlampe verströmen lassen oder auf ein Taschentuch geben und mehrmals täglich davon einatmen. Es gibt darüber hinaus weitere und differenzierte Öle für bestimmte Lebenssituationen und einzelne Funktionsstörungen des Körpers, die von im Ayurveda ausgebildeten Ärzten bestimmt und verordnet werden.

Gandharva-Veda – ayurvedische Musiktherapie

Der Ghandharva-Veda ist das zeitlose Wissen von den Klängen und Rhythmen in der Natur. In unserem Körper bildet Ghandharva-Veda die Grundlage aller Biorhythmen: Herz-Kreislauf-Aktion, Atembewegungen, hormonelle Tages-, Wochen- oder Monatszyklen, Tag-Nacht-Rhythmen und die unzählbaren Schwingungen und zyklischen Bewegungen von der Welt der Atome bis in das Leben von Zellen, Geweben und Organen unterliegen seinem Einfluss.

Gandharva-Veda – Klang und Rhythmus in Natur und Körper

Anwendung der ayurvedischen Musiktherapie

Gandharva-Veda-Musik ist ein sehr wirksames Heilmittel bei Stressbeschwerden wie hohem Blutdruck, Abgeschlagenheit, Nervosität oder Schlafstörungen. Die sanften Melodien entspannen und schaffen eine friedvolle Atmosphäre im Raum. Wenn Sie diese Heilmusik hören, sollten Sie bewusst und mit Aufmerksamkeit zuhören. Setzen Sie sich dazu entspannt in einen bequemen Sessel und lauschen Sie dem bezaubernden Fluss der

Melodien. Schon 10 - 15 Minuten, ein- bis zweimal am Tag, sind ausreichend und ein wirksames Mittel, in den eigenen Rhythmus zurückzufinden und Stress und Spannung abzubauen.

Das Hören von Gandharva-Veda-Musik und vedischen Urklängen bringt Geist und Körper in Einklang mit den Harmonien und Rhythmen der Natur

Gandharva-Veda-Musik, als Gesang oder auf den klassischen indischen Instrumenten gespielt, ist auf CD oder Kassette im Handel erhältlich und sollte festgelegt für entsprechende Tageszeiten gehört werden. Unserem Hörempfinden am Vertrautesten ist die Bambusflöte oder auch die Santur, ein hackbrettartiges Instrument mit harfenähnlichem Klang. Klassisch sind die Sitar oder das der Sitar ähnliche Sarod.

Vedische Urklänge

Auch die Rezitation vedischer Urklänge hat vorbeugende und heilende Wirkung. Diese Urklänge werden von besonders geschulten und geeigneten Menschen, so genannten vedischen Pandits, rezitiert, aus Texten von Rik- oder Sama-Veda in den vorgeschriebenen Versmaßen und traditionellen Melodien. Für unser Ohr klingt das anfangs etwas fremdartig, doch spüren die meisten Zuhörer sehr schnell die besondere Wirkung dieser Klänge auf Geist und Körper. Bei diesen Rezitationen ist nicht die Bedeutung der verwendeten Wörter entscheidend, sondern ausschließlich die physikalische Wirkung der Klänge auf die Struktur unseres Körpers.

Vedische Musiktherapie

Gandharva-Veda ist in der vedischen Lehre eine Musiktherapie, die uns in den Rhythmus der Natur einschwingt. Denn Gandharva-Veda lehrt, dass alle Ordnung und Harmonie des Universums auf der ewigen Musik der Natur beruht. Diese kosmischen Schwingungen finden ihren hörbaren Ausdruck in den Melodien dieser Musik, die in Indien über Jahrtausende hinweg, zuletzt allerdings nur noch in wenigen Familientraditionen, in reiner und ursprünglicher Form bewahrt wurde. Eine Besonderheit dieser Musikgattung ist, dass die so genannten Ragas jeweils für bestimmte Tageszeiten – Sandhis, die alle drei Stunden wechseln – oder für die jeweiligen Jahreszeiten mit ihren klimatischen und atmosphärischen Besonderheiten komponiert wurden.

Derzeit gibt es Rik-Veda- und Sama-Veda-Klänge auf Kassetten, wobei Rik-Veda eher eine aktivierende und regenerative Wirkung auf das gesamte Nervensystem hat, während Sama-Veda eher eine beruhigende Wirkung auf das sensorische System ausübt. Für das Anhören der Klänge gelten die gleichen Regeln wie bei Gandharva-Veda-Musik (Bezugsquellen siehe Seite 135).

Rasayanas – Stärkungsmittel aus der Natur

Rasayanas sind pflanzliche oder mineralische Präparate, die seit Jahrtausenden im Ayurveda zur Gesunderhaltung und zur Aufrechterhaltung jugendlicher Frische eingesetzt werden. Über dieses Gebiet existieren in der Heilkunde umfangreiche Erkenntnisse. Einige der Rasayanas stärken das Gedächtnis, die Verdauungskraft oder verbessern die allgemeine körperliche und geistige Leistungsfähigkeit.

Am bekanntesten ist inzwischen das so genannte Amrit Kalash, ein in den letzten Jahren intensiv wissenschaftlich untersuchtes Rasayana mit immunstärkender, seelisch ausgleichender, allergieheilender und allgemein vitalisierender Wirkung. Aufsehen hat es besonders deshalb erregt, weil es freie Radikale zu neutralisieren vermag – und zwar weitaus effektiver, als alle bisher in der Medizin bekannten und getesteten natürlichen oder synthetischen Substanzen. Freie Radikale haben eine zentrale Bedeutung bei der Entstehung fast aller schwerer akuten und chronischen Krankheiten und entstehen unter anderem auch als Folge von übermäßigem Stress.

Rasayanas sind traditionelle ayurvedische Zubereitungen zur Verbesserung der Vitalität

Amrit Kalash ist als Fruchtmus (MA 4) und in Tablettenform (MA 5) erhältlich. Beide Zubereitungsformen ergänzen und verstärken sich in der Wirkung. Es kann aber auch jedes Präparat für sich eingenommen werden. Auch wenn Sie nicht ernsthaft krank sind, wirkt das Präparat in Phasen großer geistiger oder körperlicher Belastungen oft Wunder. Dazu nehmen Sie mehrmals täglich einen kleinen Teelöffel vom Fruchtmus oder zwei- bis dreimal täglich eine Tablette von MA 5, wenn möglich zusammen mit einem Schluck Milch, ansonsten mit etwas warmer Flüssigkeit. Das schützt spürbar vor den Stressfolgen, gibt Energie zurück und baut wieder auf.

Pancha Karma – Verjüngung und Regeneration

Eine Verjüngungskur ohnegleichen und für eine Vielzahl von Krankheiten heilungsunterstützend ist Pancha Karma, die wohl inzwischen bekannteste ayurvedische Heilanwendung im Westen. Die „fünffache Therapie", so ist die Übersetzung von Pancha Karma, umfasst verschiedene, individuell vom Arzt verordnete und sinnvoll aufeinander abgestimmte Kuranwendungen, die von geschultem Personal nach den klassischen Richtlinien des Ayurveda durchgeführt werden. Eine Kur, ambulant oder stationär, dauert zwischen ein und drei Wochen. Dazu gehören eine spezielle Ernährung, Ausleitungsverfahren, verschiedene Massagetechniken und Anwendungen sowie Kräuterdampfbäder und andere Wärmeanwendungen. Alle Anwendungen sind äußerst wohltuend und wirken auf allen Ebenen: Sie reinigen und heilen den Körper, gleichen psychisch aus und führen uns wieder zu uns selbst zurück. Einzelne Behandlungen, obwohl sie scheinbar nur auf den Körper wirken, leiten tief greifende seelische Heilprozesse ein. Besonders wohltuend sind die ayurvedischen Ganzkörper-Ölmassagen, die meist in Verbindung mit Heilkräuterdampfbädern oder verschiedenen Ölgüssen kombiniert werden. Die Besonderheit ayurvedischer Massagen liegt unter anderem darin, dass sie von zwei Therapeuten simultan und synchron durchgeführt werden. Der Vorteil der Synchronmassage ist eine sofortige Gleichschaltung der beiden Gehirnhälften. Dadurch wird ein ausgleichender Einfluss für das gesamte Geist-Körper-System geschaffen.

Pancha Karma – die angenehme Art, Toxine (Ama) loszuwerden und Kraft zu tanken

Alle hier im Einzelnen nicht genannten Ganzkörper- und Teilanwendungen bilden die Vorbereitung auf die ausleitende Darmbehandlung, welche als Virechana – Abführen – oder als Basti – Einlauf – durchgeführt wird. Diese therapeutischen Einläufe werden als beruhigende, ausleitende oder ernährende Klistiere, die zum Teil nach sehr komplizierten traditionellen Rezepten hergestellt werden, von geschulten Therapeuten sanft appliziert. Diese Darmbehandlungen spielen eine Schlüsselrolle im Pancha Karma, da sie überschüssige Doshas als Giftstoffe ausleiten und den Doshas helfen, sich wieder an ihren ursprünglichen Hauptsitzen niederzulassen.

Die Einläufe sind nicht vergleichbar mit herkömmlichen Klistieren. Sie werden sehr sanft eingeführt, sind ausgewogen zusammengestellt, gleichen daher die Doshas aus, und schützen den Darm. Eine wichtige Regel im Ayurveda ist, dass innere Heilkräfte durch Wohlbefinden freigesetzt werden; das gilt besonders für die Pancha-Karma-Therapie.

Es ist die Aufgabe des im Ayurveda ausgebildeten Arztes, aus dieser Fülle von möglichen Anwendungen die für den Patienten passenden in der richtigen Reihenfolge auszuwählen. Die Therapie muss im Verlauf der Kur vom Arzt kontrolliert und angepasst werden. Der Erfolg der Behandlung hängt darüber hinaus sehr von der Ausbildung, dem Wohlbefinden und der Zuwendung der Therapeuten ab. Auf diese Voraussetzungen wird im Maharishi Ayur-Veda besonderer Wert gelegt.

Anwendungsbereiche von Pancha Karma

Maharishi Pancha Karma gibt es im deutschsprachigen Raum nun seit mehr als fünfzehn Jahren und es wurden schätzungsweise über 20 000 Patienten mit unterschiedlichsten Krankheiten behandelt. Nach bisheriger ärztlicher Erfahrung entfalten sich tief greifende Heilwirkungen der Anwendungen besonders bei chronischen, sonst in der Medizin nur schwer therapierbaren Krankheiten, für die sie eine echte Alternative darstellen. Neben auffallenden Erfolgen bei chronischen Kopfschmerzen, Migräne und Verspannungszuständen der Schulter-Nacken-Muskulatur hat sich Pancha Karma besonders bewährt bei Herz-Kreislauf-Erkrankungen, Altersbeschwerden, vegetativen Störungen, Angstzuständen, Schlafstörungen und rheumatischen Erkrankungen. Auch bei Beschwerden durch Stress und Überarbeitung, chronischen Infekten der Bronchien und Nebenhöhlen, Stoffwechselstörungen wie erhöhten Blutfetten und Altersdiabetes sowie bei allergischen Erkrankungen. Zur Nachbehandlung schwerer Operationen und natürlich zur Vorbeugung ist Pancha Karma angesagt.

Pancha-Karma-Kuren sind bewährt zur Vorsorge und bei allen chronischen Leiden im Herz-Kreislauf-System

Fachmännische Pancha-Karma-Therapie

Die tief greifenden Heilwirkungen des Pancha-Karma-Verfahrens entfalten sich allerdings nur dann, wenn sie fachmännisch vorbereitet und in sinnvoller Kombination angewendet werden. Leider versuchen sich mit zunehmender Populariät des Ayurveda immer mehr Therapeuten mit ungenügender oder fehlender Ausbildung oder medizinische Laien in der Anwendung dieses Heilverfahrens, das aber von jeher eine hochwirksame ärztliche Therapie darstellt. Aber auch innerhalb der ayurvedischen Tradition in Indien und Sri Lanka haben sich im Laufe der Jahrhunderte unterschiedliche, teils widersprüchliche Anwendungspraktiken entwickelt. Führende Spezialisten haben daher in mehr als fünf Jahren daran gearbeitet, Pancha Karma wieder zu einer hocheffektiven Therapie zu entwikkeln, die dem ursprünglich hohen Anspruch des Ayurveda gerecht wird. Außer in den Maharishi Ayur-Veda-Gesundheitszentren und -Kliniken wird derzeit eine besonders wirkungsvolle Variante der Pancha-Karma-Therapie an der Maharishi Vedic University angeboten (Adresse siehe Seite 136). Diese in Europa einzigartige Therapie, als Veda-Intensiv-Programm bezeichnet, ist in besonderer Weise für Patienten mit hartnäckigen Leiden geeignet. Sie wird ausschließlich von ausgesuchten und speziell ausgebildeten traditionellen Ayurveda-Ärzten, sogenannten Vaidyas, verordnet und überwacht.

Biologische Rhythmen im Tagesablauf

Sorgen Sie für einen geregelten Tag-Nacht-Rhythmus

Zu spätes Schlafengehen, anstrengende Tätigkeiten vor allem abends, unregelmäßige Essenszeiten und Über- oder Unterforderung, sowohl privat als auch beruflich, sind die Ursachen für eine Vielzahl an Krankheiten, mit denen es vor allem der Arzt in der freien Praxis zu tun hat. Sie bilden das Gros der Alltagskrankheiten. Nehmen Sie sich daher bewusst mehr Zeit für sich, regeln Sie Ihre privaten und beruflichen Verhältnisse und planen Sie während Ihres Arbeitstages zu Hause oder am Arbeitsplatz feste Pausen und Ruhezeiten ein, die sie auch als solche sinnvoll nutzen. Schon kleine Schritte natürlicher Veränderungen bringen Sie auf die Straße der Gesundheit und schaffen eine neue Ausgangssituation für weitere Verbesserungen. Sprechen Sie darüber auch mit Ihrem Arzt, der Sie darin auf die richtige Weise bestärken und führen kann, mit Ihrem Lebenspartner oder mit einem guten Freund.

Gewöhnen Sie sich (wieder?) an regelmäßige Mahlzeiten.
„Gutes Essen hält Leib und Seele zusammen." Ein weiser Spruch, den wir wieder mehr beherzigen sollten. Nichts stärkt so sehr die Nerven und schützt vor Stress wie ausreichend Schlaf und gutes, gesundes, in Ruhe eingenommenes Essen. Verzehren Sie Ihre Hauptmahlzeit daher wirklich in Ruhe und mit ausreichend Zeit und Genuss und vor allem zur Mittagszeit. Um diese Zeit erreicht unser Verdauungsfeuer die Hochphase seiner Leistungsfähigkeit. Essen Sie dagegen abends nur noch ein leichtes Mahl, und vermeiden Sie abends tierisches Eiweiß, also Fleisch, Wurst, Käse, Quark, Joghurt, Fisch und Eier. Bevorzugen Sie dagegen abends leicht verdauliche und unter Umständen warme Mahlzeiten, also Suppen, Gemüse, Reis, Nudeln, Brei, leichtes Brot, im Sommer auch etwas Salat und allgemein Milch, falls Sie diese mögen und vertragen. Milch ist zwar ebenfalls tierisches Eiweiß, belastet aber den späteren Schlaf nicht negativ. Die nicht empfohlenen Nahrungsmittel sind dagegen über Nacht relativ schwer verdaulich, behindern die Regeneration der Verdauungsorgane, führen unter Umständen zu Fäulnis und Gärungsbildung und belasten auf lange Sicht den Organismus sehr. Ein häufiges Anzeichen solcher Fehlverdauung ist morgendlicher Appetitmangel, Trägheit, belegte Zunge, Schweregefühl im Körper und Verschleimung.

Zur leichteren Verdauung kann man Milch mit Wasser verdünnen und vor dem Kochen mit Kardamom, Ingwer und Zimt würzen

Trinken Sie heißes Wasser
Um die Verdauungsvorgänge zu unterstützen und vorhandene Stoffwechselgifte auszuscheiden, hat sich das Trinken von etwa 10 Minuten lang gekochtem stillen Mineralwasser oder gutem Leitungswasser außerordentlich bewährt. Lassen Sie nach dem Kochen das Wasser für einige Minuten stehen, damit sich die Schwebeteile setzen. Füllen Sie das Wasser dann in eine Thermoskanne und trinken Sie tagsüber etwa halbstündlich oder stündlich eine kleine Menge, etwa zwei, drei Schluck davon. Wenn Sie darüber hinaus Durst haben, dürfen Sie auch andere Getränke zusätzlich zu sich nehmen. Vermeiden Sie aber Kaffee und andere koffeinhaltigen

Getränke. Sie fördern Vata und vermehren die davon herrührenden Beschwerden.

Heißes Wasser ist eines der wirksamsten Mittel gegen Vata-Störungen. Es beruhigt, nimmt den Heißhunger auf Süßigkeiten und Zwischenmahlzeiten und hilft den Stuhlgang zu regulieren, der bei Vata-Störungen oft erschwert ist. Trinken Sie auch zu den Mahlzeiten und häufiger während des Tages heiße Getränke, das heißt, Wasser oder Kräutertees, zum Beispiel den nervenstärkenden und beruhigenden Vata-Tee, oder statt Bohnenkaffee ayurvedischen Kaffee, der nicht nur sehr gut schmeckt und sogar von eingefleischten Kaffeetrinkern alternativ zum „Schwarzen" getrunken wird, sondern auch auf natürliche Weise belebt und Schwung verleiht ohne aufzuregen.

Heißwasserkur zur Ausleitung von Ama siehe Seite 58

Sorgen Sie für seelische Zufriedenheit

Beginnen Sie, in sich aufzuräumen! Gehen Sie auch hier wieder in kleinen Schritten vor. Kleine Veränderungen führen auf lange Sicht zum sicheren Erfolg. Klären Sie Missverständnisse in der Beziehung zu Ihrem Lebensgefährten oder zu Ihren Kindern, Freunden und Bekannten. Kommen Sie mit sich ins Reine! Manchmal scheint es so, als wären wir in einer Situation gefangen. Seien Sie sich besonders dann bewusst, dass jedes Problem auch seine Lösung beinhaltet und dass Aufmerksamkeit, die stille, unschuldige und unvoreingenommene Betrachtung einer Situation, selbst schon die Situation verändert. Widmen Sie sich ruhevoll einer schwierigen Sache, holen Sie sich Rat, lassen Sie sich von der Weisheit Ihres innersten Gefühls leiten und haben Sie Geduld. Oder entscheiden Sie sich nach reiflicher Überlegung für den vielleicht schon längst anstehenden Schritt.

Jyotish und Yagya – in Einheit verbunden

Ein wichtiger therapeutischer Ansatz ist die vedische Astrologie, die auf ganz grundlegenden mathematischen Gesetzmäßigkeiten des Lebens beruht. Denn in der stillsten Ebene unseres Bewusstseins berühren wir die kosmische Seinsebene und reichen damit über die Grenzen unseres Körpers hinaus. Ob uns diese Verbundenheit mit Umwelt, Natur und Kosmos bewusst ist oder nicht – sie ist eine Realität des Lebens, mit der wir in jedem Augenblick unseres Seins und Handelns konfrontiert sind. Wenn man nicht an den Zufall glauben mag, dann sind alle Ereignisse und Begegnungen unseres täglichen Lebens nur die Spiegelungen unserer selbst. Hier setzt die Wissenschaft von Jyotish an, die vedischen Astrologie, die mit mathematischer Genauigkeit diese Gesetzmäßigkeiten erfasst und durch die wir kosmische Zusammenhänge berechnen und vorhersehen können. Eine gute Jyotish-Beratung durch einen Experten gibt wertvolle Informationen in allen Lebensbereichen: für Gesundheit, Familie und Beruf. Der Jyotishi kann auch individuelle Empfehlungen zum Tragen von Edelsteinen geben oder ein geeignetes Yagya (siehe unten) zum Schutz oder zur Unterstützung in schwierigen Lebenslagen auswählen. Im Gegensatz zur westlichen Astrologie gibt es hier also auch Möglichkeiten, durch geeignete Maßnahmen vorzubeugen. Auch hier gilt der bekannte vedische Vers: „Heyam dukham anagatam“ – „Vermeide die Gefahr, noch bevor sie kommt“.

Jyotish und Yagya sind bisher kaum genutzte Möglichkeiten, den Heilungserfolg bei chronischen Krankheiten zu verbessern

Yagyas – vedische Verfahren für Unterstützung und Gleichgewicht

Yagyas sind uralte vedische Verfahren, Gleichgewicht und Unterstützung für Gesundheit und Lebenssituationen durch die Rezitation von Veda-Texten zu fördern. Sie werden von besonders ausgebildeten Experten des vedischen Wissens, den Pandits, vorgetragen. Ihre Wirkung basiert auf sehr subtilen Klangeigenschaften der Sanskrittexte. Diese sind nach Maharishi Mahesh Yogi nichts anderes als grundlegende Intelligenzmuster oder Gesetzmäßigkeiten der Natur selbst. Ihre kosmischen Eigenschaften sind sozusagen die Erbsubstanz des Universums, vergleichbar dem genetischen Material der Zelle, das als stille Intelligenz allein durch seine Anwesenheit und Struktur unzählige Vorgänge steuert und das gesamte Zellwachstum entfaltet. Quantenphysiker haben das Bild vom kosmischen Code gewählt, um eine Grundeigenschaft der Naturgesetze zu umschreiben, die die Schöpfung strukturieren. Die verschiedenen Veden entsprechen in ihrer klanglichen Struktur diesem kosmischen Code.

Entscheidend für die Wirkung der Yagyas für den Einzelnen und die Umgebung sind die korrekte und genau vorgeschriebene Ausführung und Rezitation der vedischen Texte. Die Pandits haben dieses Wissen über Jahrtausende in ihren Familientraditionen bewahrt. Durch diese sehr subtile Kunst werden grundlegende Naturkräfte belebt, die in den entsprechenden Texten angesprochen sind. Dadurch wird ein harmonisierender Einfluss erzeugt, der sich auf die gesamte Umgebung auswirkt. Solche Rezitationen der Veden können für einen einzelnen Menschen, für Gruppen und Gemeinschaften, Nationen und schließlich für die ganze Welt ausgeführt werden. Die Wahl des richtigen Yaygas erfolgt dabei in der Regel auf der Grundlage der Berechnungen von Jyotish, so dass die Yagyas auch zur Korrektur von Ungleichgewichten eingesetzt werden können, die noch nicht eingetreten sind.

Vedische Klänge können zur Korrektur eines Ungleichgewichts eingesetzt werden

Sthapatya-Veda – Vedische Architektur und Baubiologie

Von großer Bedeutung für unsere Gesundheit und für unseren Erfolg im Leben ist die Umgebung, in der wir uns aufhalten, in der wir arbeiten, essen usw. Wissenschaftliche Untersuchungen haben in den letzten Jahren auch gezeigt, wie gesundheitsgefährdend und leistungshemmend eine bestimmte Arbeitsumgebung sein kann. Viele Menschen fühlen sich in ihren Schulen, Büros, Arbeitsstätten, Wohnungen usw. äußerst unwohl und gehemmt. Ausdrücke wie „sick building syndrome" und „Elektrosmog" sowie nachgewiesene Vergiftungserscheinungen durch gesundheitsschädliche Werkstoffe zeigen die häufig problematische Gestaltung unserer Wohn- und Arbeitsbereiche an, die ohne ein ganzheitliches Konzept ist, das den Menschen mit einbezieht.

Trotz intensiver Entwicklung der Baubiologie scheint das Problem der grundlegenden Wechselwirkungen von Mensch und Wohnumwelt noch ungelöst. Dies zeigt der Fall einer junge Familie, die in ein neugebautes Haus im Grünen zog, das möglichst naturgemäß bebaut worden war: Kaum war die Familie eingezogen, häuften sich die Krankheitsfälle enorm.

Die Kinder waren ständig krank, hatten Fieber, ein Infekt mündete in den nächsten. Der Vater verfiel in Depressionen und Existenzängste, die Mutter war ständig überfordert. Was war passiert? In unserem Standardwissen gibt es keine Erklärung für den Zusammenhang zwischen der Übersiedlung und den Krankheitsfällen. Eine Analyse nach den Prinzipien des Sthapatya-Veda, der vedischen Architektur und Umweltkunde, zeigte jedoch einige gravierende Fehler in der Ausrichtung des Hauses und der Raumeinteilung.

Was ist so besonders an diesem Wissen? In dieser ältesten Form von Architektur werden die Gebäude so gebaut, dass sie den kosmischen Strukturen und Gesetzmäßigkeiten entsprechen. Ausrichtung und Raum-

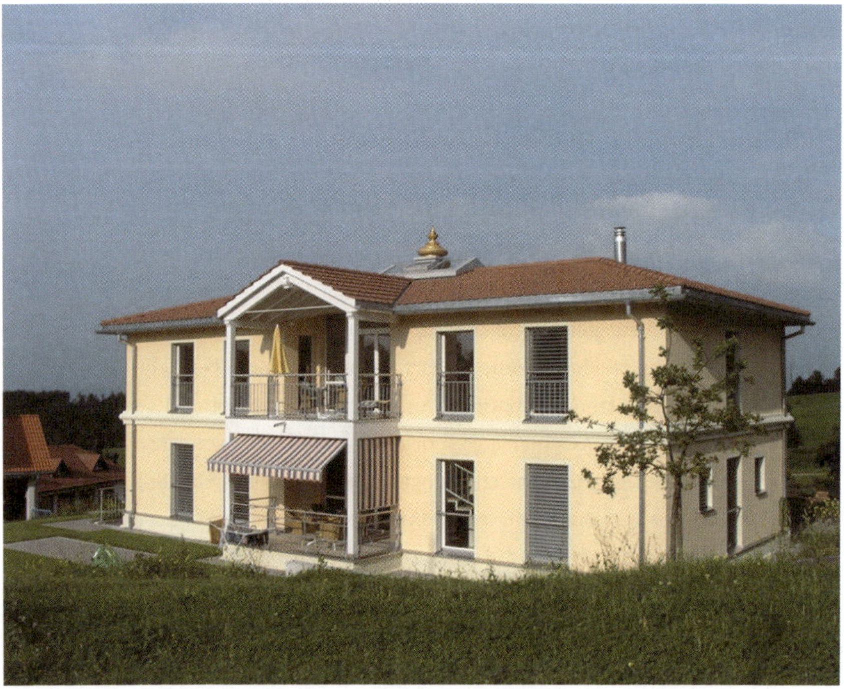

13: Im Maharishi Sthapatya Veda werden Häuser ausschließlich mit natürlichen Materialien und nach kosmischen Gesetzmäßigkeiten von Proportion, Orientierung und Raumaufteilung gebaut.

einteilung von Gebäuden wird also so geplant, dass die kosmischen Energien frei fließen können und so jeden Bewohner oder Besucher des Hauses unterstützen und fördern. Bewohner solcher nach diesen Gesichtspunkten gebauten Häuser berichten von einem unwahrscheinlichen Wohlbefinden und neuen Energien in ihren Unternehmungen. Auch Spannungen unter den Bewohnern treten weniger auf. Kreativität, Lebensenergien und Gesundheit werden gestärkt und nicht, wie das in modernen Gebäuden so oft der Fall ist, völlig untergraben. Es würde den Rahmen dieses Buches sprengen, dieses Thema ausführlich abzuhandeln. Einige Ideen aus dem Sthapatya-Veda jedoch sind hier aufgeführt:

Teil des Sthapatya-Veda ist Vastu-Vidya, das Wissen über die allen Dingen des Kosmos innewohnende Intelligenz. Jedes Atom, jede Zelle, jedes Lebewesen, aber auch jeder Stein, jeder Berg, jeder Stern und jede Galaxie beinhalten Intelligenz. Es ist auch ein kosmisches Prinzip, dass jedes dieser Dinge ein Zentrum dieser Intelligenz hat. Bei einer Zelle ist es sehr einfach und offensichtlich, dass das der Zellkern ist, der selbst ruhig erscheint, von dem aus jedoch die vielfältigen Aktivitäten der Zelle gesteuert werden. Dieses Intelligenzzentrum wird als „Brahmasthan" bezeichnet, ein Ort, der die kosmische Energie bündelt und in seiner näheren Umgebung nutzbar macht. Ein ähnliches Prinzip kennen wir von den ägyptischen Pyramiden, in deren Brennpunkt die Mumien der verstorbenen Herrscher jahrtausendelang „frisch" gehalten wurden. Jedes Haus, jedes Dorf, jede Stadt und jedes Land sollte ein „Brahmasthan", einen abgeschlossenen, ruhigen, nicht zu betretenden Bereich besitzen, um seinen Bewohnern die architektonisch gebündelte Urkraft kosmischer Energien zu vermitteln.

Jeder Gebäude-Eingang sollte nach Sthapatya-Veda im Osten gelegen sein

Ein weiteres wichtiges Prinzip ist die Ausrichtung des Hauses nach den Himmelsrichtungen. Dies gilt nicht nur für die Außenwände, sondern auch für die Anordnung der Räume des Hauses. Diese werden so angeordnet, dass der Verlauf der Sonne während des Tages dem Zweck des jeweiligen Raumes entspricht und diese Aktivitäten energetisch unterstützt werden. So sollte beispielsweise das Esszimmer nach Süden gerichtet sein, da Appetit und Verdauungsvorgang mit Agni verbunden sind, das um die

Mittagszeit, wenn die Sonne im Süden steht, am stärksten ist. So gibt es eine geeignete Richtung für Schlafräume, Arbeitszimmer, Küche usw. Bei all diesen Maßnahmen legen die Experten der vedischen Architektur größten Wert darauf, dass der Eingang des Hauses nach Osten gerichtet ist. Nachdem „gut begonnen, halb gewonnen" ist, hängt alles, was im Haus seine Wirkung entfaltet, davon ab, wie es ins Haus gekommen ist. Genau so wie der Tag im Osten beginnt, sollte auch im Haus alles im Osten beginnen, um nicht von vorneherein gegen fundamentale Naturvorgänge wie den Sonnenlauf ankämpfen zu müssen.

Entscheidend für die Wirksamkeit der Maßnahme sind vedische Geometrie, Symmetrie und Anpassung des Hauses an die geistig-körperliche Veranlagung des Besitzers. Selbstverständlich sollten auch hochwertige biologische Materialien verwendet werden, um gesundheitsschädliche Einflüsse auf die Bewohner auszuschalten. Am leichtesten ist es natürlich, ein neues Haus nach diesen Prinzipien zu bauen. Aber auch existierende Gebäude und Wohnungen können so umgestaltet werden, dass zumindest das Schlimmste vermieden werden kann.

Ein internationaler Konsultationsdienst von Experten des Maharishi-Sthapatya-Veda wurde eingerichtet, um Ihnen und Ihren Architekten beratend zur Seite zu stehen.

Kapitel 4

Die freien Radikale

Stress und oxidativer Stress – die Welt der freien Radikale

In diesem Buch beschäftigen wir uns an verschiedenen Stellen mit den sogenannten freien Radikalen, die im Augenblick dabei sind, das Weltbild der modernen Medizin zu revolutionieren. Wahrscheinlich gehen über 90 Prozent aller Krankheiten auf ihr Konto. Sie sind die chemische Grundlage des Alterns, sind zusammen mit Bluthochdruck Schrittmacher für die Arteriosklerose und Herzinfarkte, verursachen Krebs, lösen die Entzündungsvorgänge in den Gelenken des Rheumapatienten aus, sind bei Migräne beteiligt und attackieren unser Immunsystem.

Die große Bedeutung der freien Radikale als Schrittmacher für verschiedene Krankheitsprozesse wurde erst kürzlich erkannt

Professor Hari Sharma, Direktor des Forschungsinstituts für Krebsprävention an der Ohio State University, USA, nennt sie die „molekularen Haie“, die sich an den Zellwänden und anderen Zellbausteinen festsetzen und in ihrem unstillbaren Hunger die Fett- und Eiweißmoleküle und damit die Zellen selbst zerstören. Freie Radikale gelten heute als die grundlegende Ursache für eine Vielzahl an Krankheitsprozessen in unserem Organismus. Prof. Sharma hat gut ein Jahrzehnt darauf verwendet, die Schutzwirkung ayurvedischer Pflanzenpräparate und anderer ayurvedischer Behandlungsstrategien gegen die Armee der freien Radikale zu erforschen. Seine Ergebnisse sind von großer Tragweite, nicht nur für die Gesundheit des Einzelnen, sondern auch für die das Gesundheitssystem als Ganzes, in dem Vorbeugestrategien immer noch eine zu geringe und vernachlässigte Rolle spielen.

Sauerstoff – Lebensgrundlage und Übeltäter

Der winzig kleine Übeltäter, verantwortlich für fast alle Probleme und Krankheiten unseres Körpers, ist – man glaubt es kaum – kein anderer als der Sauerstoff! Wir atmen täglich Trillionen seiner Atome ein und transportieren sie in den roten Blutkörperchen zu den Zellen, die ihn für eine Vielzahl von biochemischen Stoffwechselprozessen verwerten. Diese besonderen Eigenschaften des Sauerstoffatoms sind unter bestimmten Umständen aber leider mit unangenehmen Begleiterscheinungen verbunden. Der Sauerstoff ist nämlich ein sehr aktiver Geselle. Er versucht mit allem und jedem eine Verbindung einzugehen. Das hat ihm die Natur sozusagen „in die Wiege gelegt". Sein aggressives Potential entfaltet er in dem Moment, wo er aus der Atomhülle ein Elektron verliert. Und dazu neigt er, im Vergleich zu anderen Atomen, relativ schnell. In diesem Zustand ist das Sauerstoffatom nun ein „Radikal", das einen unstillbaren und elementaren Hunger nach Elektronen hat, die es sich aus seiner nächsten Umgebung, beispielsweise aus Fettmolekülen holt, mit denen es dabei eine Verbindung eingeht.

Der Sauerstoff, der für unser Leben absolut notwendig ist, spielt auch bei der Bildung freier Radikale eine entscheidende Rolle

Wenn Eisen rostet und Fette ranzig werden

Diesen Vorgang nennt man Oxidation, ein chemischer Prozess, der uns aus dem Alltag wohlbekannt ist. Wenn Eisen rostet oder Fett ranzig wird, sind Sauerstoffradikale die Auslöser dafür und haben chemische Umwandlungsprozesse in Gang gesetzt. Das gleiche passiert analog in unzähligen Stoffwechselprozessen in und außerhalb unserer Körperzellen. Dabei ist dieser oxidative Prozess, das heißt die Anlagerung von freien Sauerstoffatomen an molekulare Bausteine unseres Organismus, ein notwendiger und natürlicher Vorgang.

Ein natürlicher Stoffwechselprozess und seine Gefahren

Oxidationsprozesse sind für unser Leben also unverzichtbar und unentbehrlich und der Sauerstoff erfüllt hier seine einzigartige Rolle. Er ist für die Energieproduktion in unseren Zellen unabdingbar erforderlich, und unser Immunsystem benutzt freie Radikale sogar als Waffen gegen Eindringlinge, die auf diese Weise wirksam zerstört werden können. Kritisch für einen lebenden Organismus wird es aber dort, wo die Bildung freier Radikale überhand nimmt und das innere Gleichgewicht von Auf- und Abbau gestört wird. Der Körper von Pflanzen, Tieren und Menschen hat hierfür eingebaute Kontroll- und Schutzmechanismen, um einer überschießenden Radikalbildung Einhalt zu gebieten.

Die Verteidigungsallianz unseres Körpers besteht im Wesentlichen aus drei Bastionen: Enzymen, Vitaminen und Nahrungsbestandteilen und schließlich Selbstreparaturmechanismen. Hierdurch entsteht ein natürliches Gleichgewicht zwischen nötigen Stoffwechselprozessen, an denen Sauerstoffradikale sinnvoll beteiligt sind, und eingebauten Schutzmechanismen, die diesen Vorgang unter Kontrolle halten. Dieses Gleichgewicht kann jedoch von zwei Seiten gestört werden: einerseits durch eine Störung oder Schwäche der körpereigenen Kontroll- und Schutzmechanismen, andererseits durch Einflüsse von außen, die ein Übermaß

Freie Radikale

Zerstörung lebender Zellen

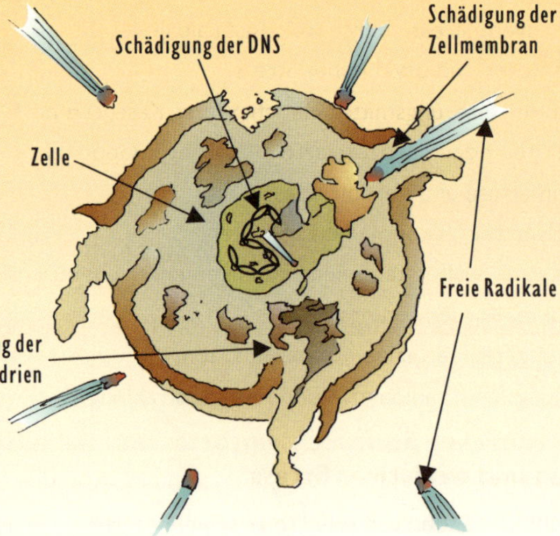

Freie Radikale sind molekulare „Haie", die Moleküle in den Zellmembranen, Mitochondrien (den Kraftwerken der Zelle) und der DNS (der Intelligenz der Zelle) zerstören.

an freien Radikalen erzeugen. Die freien Radikale werden nun unkontrolliert zu einer Gefahr für Zellen des Körpers.

Die Zelle als Angriffspunkt

Die wichtigsten Angriffspunkte der freien Radikale an der Zelle sind die Zellwand, die Mitochondrien, das sind die Energieerzeuger in der Zelle, und schließlich die DNS, der genetische Code der Zelle. Richten die freien Radikale durch Zellwandbeschädigung und einen Angriff auf die Kraftwerke der Zelle schon erheblichen Schaden an, so sind die Zerstörungen an der DNS schließlich fatal. Sie kommt einer unkontrollierten Genmanipulation gleich – mit allen denkbaren Folgen für den Stoffwechsel, das Teilungsverhalten und das Wachstum der Zelle. Hierin wird eine der entscheidenden Ursachen für die Entartung dieser kleinsten biologischen Einheiten zu sich maßlos weiter teilenden Krebszellen gesehen.

Unkontrollierte Vermehrung freier Radikale führt zu einer vorzeitigen Zellalterung

Wie kann das System freier Radikale entgleisen?

Die moderne biochemische Forschung hat verschiedene Gründe für die Entstehung freier Radikale aufgedeckt. Als Hauptverursacher von „oxidativem Stress„ durch freie Radikale gelten:

- körperlicher und psychischer Stress;
- bestimmte Nahrungsmittel: Fleisch, Wurst, Käse, chemisch versetzte oder prozessierte Nahrung, Gepökeltes, Schimmelkäse und Verdorbenes;
- Genussmittel: Alkohol und Zigaretten;
- chemische Stoffe: zahlreiche Medikamente, chemische Industrieprodukte, Konservierungsmittel;
- Umweltgifte: Herbizide, Pestizide, Ozon;
- Strahlung: UV-, radioaktive und Röntgenstrahlung.

Viele alltägliche Vorgänge und Substanzen können zur vermehrten Bildung freier Radikale führen

Stress und oxidativer Stress

Sorgen, Ängste oder Glück und Freude materialisieren sich, so die moderne medizinische Wissenschaft, unmittelbar in unserem Körper. Unsere Emotionen und Gefühle teilen sich durch Botenstoffe unseres

Bewusstseins jeder Körperzelle mit und beeinflussen ebenso unmittelbar ihre Funktionen. Die gigantische Zahl von 100 Billionen Körperzellen unterliegt ständig diesen veränderlichen Bewusstseinsprozessen. Wir können wach sein und unseren täglichen Verpflichtungen nachgehen, träumen oder schlafen oder in der wachen Stille tiefer Meditation versunken sein. In tiefster Ruhe wie in Phasen höchster Aktivität und Dynamik teilen sich alle diese Erfahrungen und Bewusstseinsprozesse diesem Kosmos von Zellen in unserem Organismus mit.

Stress und die Mechanismen der Radikalfreisetzung

Körperlicher und psychischer Stress erzeugt einen anhaltenden Fluss von freien Radikalen. Was ist der Grund dafür? Es gibt mehrere! Stress führt zu einer Übererregung unseres Geist-Körper-Systems und aktiviert Alarmhormone, vor allem Adrenalin und Kortison, die den Zellen mitteilen: Vorsicht, Gefahr! Diese verhalten sich wie die alarmierten Bewohner einer Stadt, die von einem Feind angegriffen werden. Sie schließen sofort Türen und Fenster, schotten sich ab und horten Brenn- und Nährstoffe zum Überleben und Durchhalten oder als Vorbereitung für einen Abwehrkampf. In unserem Körper wird in diesem Alarmzustand sogar Muskelgewebe abgebaut und als Brennstoff verwendet. Das ist übrigens einer der Gründe, warum viele Leute unter dem Druck von Spannung und Stress sich abreagieren, indem sie sich Bewegung verschaffen, im Zimmer auf und abgehen oder intensiven Sport betreiben. Durch diese Überaktivität im ganzen Organismus und durch das Anheizen der Energieöfen in der Zelle, den Mitochondrien, entsteht letztlich eine explosive Zunahme freier Radikale.

Neben verschiedenen chemischen Substanzen zählt Stress zu den wichtigsten „Erzeugern" gesundheitsschädlicher freier Radikale

Zum Glück haben wir wirksame Regenerationseinrichtungen, um uns von den körperlichen Folgen stresshafter Konfliktsituationen rasch zu erholen. Wir haben als Beispiel die Reparaturenzyme genannt, eine geniale Einrichtung von Mutter Natur.

Erholung, Regeneration und Wiederaufbau

Unkontrollierte Horden von freien Radikalen haben eine Baustelle hinterlassen, für die wir die nötigen Handwerker und Fachkräfte benötigen, um das Gebäude wieder nach dem ursprünglichen Plan aufzubauen. Dazu benötigen wir ausreichend Baumaterial. Das sind die Nährstoffe aus der Nahrung. Wir brauchen aber auch ein leistungsfähiges Energiesystem, sprich ein gesundes Verdauungs- und Assimilisationsfeuer, um die Nährstoffe optimal in den Körper aufnehmen zu können. Und schließlich ein gutes Kanalisations- und Transportsystem, um die Nährstoffe an die Baustellen in den Zellen, Geweben und Organen des Körpers zu bringen. In der Sprache des Ayurveda sind das Agni, das biologische Feuer, das die Nahrung umwandelt und verwertet, und die Srotas, die den ganzen Körper als komplexes Kanalsystem durchziehen. In diesen werden die Nährstoffe in jede Ecke des Körpers aktiv transportiert. Schließlich benötigen wir Ojas, die subtile Botensubstanz des Glücks und der Gesundheit, die alles nährt und verbindet und so einen hohen Grad an Ordnung und Ausgewogenheit in unserem Körper aufrechterhält.

Ayurvedische Unterstützungsmassnahmen

Agni, Ojas und gut funktionierende Srotas stärken und erhalten wir optimal durch die umfassenden Maßnahmen, die wir in der Heilkunde des Maharishi Ayur-Veda anwenden. Die ayurvedischen Ernährungsregeln, pflanzliche Präparate zur Stärkung der Verdauungskraft, Rasayanas, die verschiedenen Reinigungstherapien, vor allem Pancha Karma, das gesamte Spektrum der vedischen Disziplinen erhält und stärkt die natürlichen Regenerations- und Schutzeinrichtungen unseres Körpers.

Ruhe – eine der wichtigsten Voraussetzungen

Eine der wichtigsten Voraussetzungen für Regeneration und Kontrolle des Systems der freien Radikalen ist Ruhe. Wir haben gesehen, wie unsere Zellen auf Alarm, Stress und Übererregung reagieren. Es sollte daher nicht verwundern, dass tiefe geistige und körperliche Ruhe eine der wichtigsten Grundlagen für Schutz und Regeneration ist.

Prof. Sharma hat sich daher auch mit der Frage beschäftigt, inwieweit tiefe Entspannung die freien Radikale beeinflusst. Er untersuchte Ausübende der Transzendentalen Meditation, die sich über 40 Jahre Forschung in über 500 wissenschaftlichen Untersuchungen als die wirksamste geistige Technik gegen Stress und ihre körperlichen und seelischen Folgen erwiesen hat. Versuchspersonen gleichen Alters, Geschlechts, vergleichbaren Berufes, Ernährung und Lebensstiles, wurden untereinander hinsichtlich ihres Blutspiegels an freien Radikalen verglichen. Als Maß für deren toxische Aktivität diente ein Enzym, das an ihrer Entstehung beteiligt ist, die Lipidperoxidase. Das bemerkenswerte Ergebnis war: Langzeitausübende der TM hatten bedeutend weniger Freie-Radikale-Aktivität als die übrigen Vergleichspersonen. Je älter die Versuchspersonen waren, um so deutlicher wurde der Unterschied, da im Alter freie Radikale als Ausdruck vermehrter Altersvorgänge zunehmen. Dazu passt ein weiteres, ebenso bemerkenswertes Testergebnis: Bei TM-Ausübenden erreichte die Selbstreparaturaktivität der DNS, des genetischen Codes der Zelle, nahezu 100 Prozent; ein außergewöhnliches Ergebnis, das in dieser Form sonst nicht beobachtet wird. Diese Ergebnisse mögen eine Erklärung dafür liefern, warum in Langzeitbeobachtungen TM-Ausübende im Schnitt um 50 Prozent seltener an fast allen Krankheiten erkranken, beispielsweise auch an gut- und bösartigen Tumoren (die ja unmittelbar aus Defekten der DNS resultieren), rheumatischen Beschwerden, Herz-Kreislauf-Krankheiten und anderen Gesundheitsproblemen, die zum Arzt oder ins Krankenhaus führen. Diese leicht erlernbare vedische Technik erweist sich somit als eine der wirkungsvollsten Methoden gegen (oxidativen) Stress.

Schaden durch stressinduzierte freie Radikale kann vor allem durch tiefe Ruhe vermieden werden, die nachgewiesenermaßen während der Transzendentalen Meditation entsteht

Amrit Kalash – „Gefäß der Unsterblichkeit"

Rasayanas gelten traditionell als die Verjüngungs- und Reparaturheilmittel der Ayurveda-Medizin. Ein inzwischen wissenschaftlich intensiv erforschtes und weltweit verbreitetes Pflanzenpräparat ist das Amrit Kalash, eine ausgewogene Mischung aus Früchten, Heilkräutern und Mineralstoffen. Es steht in zwei Zubereitungsarten zur Verfügung: als Fruchtmus

(MA 4) und in Tablettenform (MA 5). Amrit Kalash heißt „Gefäß der Unsterblichkeit". Seine Rezeptur geht zurück auf die Ursprünge des Ayurveda, wo es den Ruf eines außergewöhnlichen Heilmittels für Jugendlichkeit und Leistungsfähigkeit hatte. Ein Teil dieser Wirkung ging im Laufe der langen Zeit seiner Überlieferung verloren, als ein wesentlicher Bestandteil, eine besondere Heilpflanze in den tiefen Wäldern des Himalaya, nicht mehr verfügbar war. Dr. Balraj Maharishi, einer der angesehensten Ayurveda-Experten Indiens und größter Kenner der Heilpflanzenwelt seines Landes, hat vor einigen Jahren die Rezeptur glücklicherweise wieder vervollständigt, nachdem er die zugrundeliegende Heilpflanze wieder entdeckt hatte. Heute erweist sich das Amrit Kalash als eine Nahrungsmittelergänzung – so können Rasayanas bezeichnet werden – mit außergewöhnlicher Wirkung auf Körper und Geist.

Amrit Kalash entfaltet durch seine komplexe Zusammensetzung eine Wirkung gegen verschiedene Formen freier Radikale und ist synthetischen Vitaminen weit überlegen

Amrit Kalash und freie Radikale

Prof. Sharma hat sich zusammen mit Prof. Niva aus Tokio, einem der weltweit führenden Radikal-Forscher, mehr als ein Jahrzehnt mit Amrit Kalash und anderen Rasayanas und ayurvedischen Heilansätzen befasst und dabei sehr ungewöhnliche Wirkungen festgestellt. Eine der bemerkenswertesten Eigenschaften des Amrit Kalash ist, in fast unglaublicher Weise freie Radikale zu neutralisieren und den Körper vor deren schädlichen Aktionen zu schützen. Es erwies sich weit wirksamer als alle bisher bekannten und in der Medizin eingesetzten Schutzstoffe.

250 Zubereitungsschritte

Übrigens: Um Amrit Kalash streng nach klassischen Kriterien herzustellen, sind mehr als 250 Zubereitungsschritte erforderlich. Für ein Kilogramm fertiges Fruchtmus werden 30 Kilogramm Rohstoffe benötigt. Amrit Kalash ist somit, wie Sie sich vorstellen können, eines der am aufwändigsten hergestellten Mittel der ayurvedischen Medizin und äußerst gehaltvoll.

Tausendfach wirksamer

Gegenüber Vitamin C und E, die heute in der Praxis von Ärzten und in Kliniken als wirksame Radikalfänger gegen eine ganze Reihe von Krankheiten eingesetzt werden, ist Amrit Kalash um den Faktor 1000 (!) stärker. Mit anderen Worten: Um den Heil- und Schutzeffekt von Amrit Kalash gegen freie Radikale in unserem Körper zu erzielen, müssten wir die tausendfache Menge der Vitamine E oder C einnehmen.

Was sind die Wirksubstanzen im Amrit Kalash?

Um diese Frage zu beantworten, müssten wir die Weisheit der Natur zu Rate ziehen! Das Ganze ist bekanntlich mehr als die Summe seiner Teile. In der richtigen Auswahl und Kombination und in der ayurvedischen Herstellungsweise liegt sicher ein großes Geheimnis ayurvedischer Pflanzenmittel und des Amrit Kalash.

Immerhin konnten einige der Wirksubstanzen entschlüsselt werden. Amrit Kalash enthält unter anderem die Vitamine C, E und Beta-Karotin (die Vitamin-A-Vorstufe), und zwar in natürlicher Form! Das Fruchtmus ist auf der Basis von Ghee (Butterreinfett) hergestellt und enthält daher auch deren Wirkstoffe, zum Beispiel Ölsubstanzen und Fettsäuren, die als Transportstoffe für fettlösliche Vitamine und als natürliches Baumaterial für den Zellstoffwechsel dienen. Auch Mineral- und Spurenstoffe sind aufgrund der Zusammensetzung des Präparates in hohen Mengen zu erwarten.

Durch die vielen Zubereitungsschritte können die in Amrit Kalash enthaltenen Radikalfänger besonders leicht vom Körper aufgenommen werden

Künstliche Vitamine oder natürliche Ernährung

Die Frage, ob wir uns verschiedene Vitamine in hohen Dosen aus der Apotheke holen sollen, um uns so wirksam gegen freie Radikale zu schützen, wird in der medizinischen Fachwelt kontrovers diskutiert. Es gibt Befürworter und Gegner, die ihre Argumente jeweils scheinbar überzeugend vorbringen. Der Standpunkt der Ayurveda-Medizin ist demgegenüber eindeutig: Vitamine sollten, wo immer möglich, nur in ihrem natürlichen Verbund aus der Vorratskammer von Mutter Natur genossen werden. Auch hier gilt: Wenn wir Einzelstoffe aus der Natur isolieren und konzentriert zu uns nehmen oder gar durch moderne Technologien synthetisch, etwa durch Gentechnik, herstellen, nehmen wir das Risiko eines Ungleichgewichts und von Nebenwirkungen in Kauf. Ein kürzlich veröffentlichter wissenschaftlicher Versuch an 18 000 Rauchern, die Beta-Karotin, eine Vitamin-A-Vorstufe, einnahmen, um sich vor Krebs durch freie Radikale zu schützen, wurde vorzeitig abgebrochen, da die Lungenkrebsrate bei den Personen, die Vitamintabletten einnahmen, um 80 Prozent höher lag, als bei denen ohne dieses Präparat! Dieses Beispiel zeigt uns, dass wir nicht in jedem Fall und vorschnell aktuellen wissenschaftlichen Vorstellungen, sondern grundsätzlich einer einfachen und natürlichen Lebens- und Ernährungsweise folgen sollten, wie sie auch der ayurvedischen Lehre zugrunde liegt.

Versuche mit synthetischen Vitaminen zeigten eine massiv erhöhte Krebsgefahr bei Rauchern!

Welche weiteren Wirkungen hat Amrit Kalash?

Über 50 Forschergruppen haben sich in den letzten Jahren mit Amrit Kalash beschäftigt und über 40 Studien dazu veröffentlicht.

- Einer der Haupteffekte dieses Rasayanas besteht darin, das Immunsystem effektiv zu stärken. Dies wurde sowohl in Tierversuchen als auch beim Menschen gezeigt. Infektionskrankheiten nehmen bei regelmäßiger Einnahme ab, die Neigung zu Allergien verschwindet und die allgemeine Leistungsfähigkeit und Widerstandskraft nehmen zu.
- Amrit Kalash verhindert interessanterweise auch die Verklumpung von Thrombozyten, jener Blutzellen, die das Blutgerinnsel bei einer Thrombose verursachen. In der Medi-

Vergleich der Wirksamkeit verschiedener Antioxidantien gegen freie Radikale

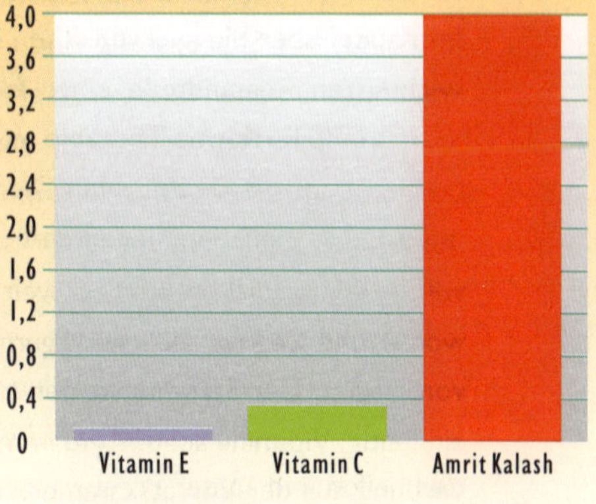

Aus Platzgründen wird eine logarithmische Skala verwendet. 4,0 heißt 10^4, also zehntausendmal so viel.

zin wird zum Schutz gegen diesen Herzinfarkt-Risikofaktor in der Regel Aspirin verwendet, das aber Nebenwirkungen hat.

- Amrit Kalash schützt gegen chemische Stoffe, indem es deren Effekt auf die Bildung freier Radikale neutralisiert.
- Auch eine verjüngende Wirkung beim Menschen wurde nachgewiesen. Versuchspersonen, die Amrit Kalash eingenommen hatten, verbesserten einige Messgrößen, die für das biologische Alter eines Menschen kennzeichnend sind. Unter anderem konnte gezeigt werden, dass bei Einnahme von Amrit Kalash Besenreiservenen zurückgehen, trockene Altershaut glatter wird und das Energieniveau zunimmt.
- Auch ein starker Reparatureffekt auf die DNS ist festgestellt worden. Krebszellen verwandelten sich nämlich in einer Nährlösung, der Amrit Kalash zugegeben wurde, in normale Zellen zurück. Das ist ein völlig ungewöhnlicher Effekt, der üblicherweise von entarteten Zellen nicht beobachtet wird. Amrit Kalash aktiviert also auch Selbstreparaturmechanismen, wahrscheinlich die bereits genannten Reparaturenzyme, in der Zelle.

Bei all diesen außergewöhnlichen Wirkungen ist dieses Heilpflanzenpräparat, auch in hoher Dosis, völlig nebenwirkungsfrei.

Pancha Karma und freie Radikale

Im Kapitel über die ayurvedischen Heilverfahren (Seite 51) wurden die wichtigsten Bestandteile einer fachgerecht durchgeführten Pancha-Karma-Therapie vorgestellt und dabei auch die große Bedeutung von Ölen und Fetten hervorgehoben, die der Patient einnimmt oder die bei den verschiedenen Öltherapien angewendet werden. Das sind vor allem Ghee, das Butterreinfett, und Sesamöl oder andere pflanzliche Öle. Sie sollen nach ayurvedischer Vorstellung unter anderem fettlösliche Gifte im Körper binden und ausscheiden helfen und an der Erneuerung von Zellen und Geweben mitwirken und somit einen ganz wesentlichen Beitrag für die beobachteten Heilwirkungen der Pancha-Karma-Anwendungen leisten.

Pancha Karma hat eine hervorragende Wirkung auf wichtige Herzinfarkt-Risikofaktoren, die mit der Beseitigung von freien Radikalen erklärbar ist

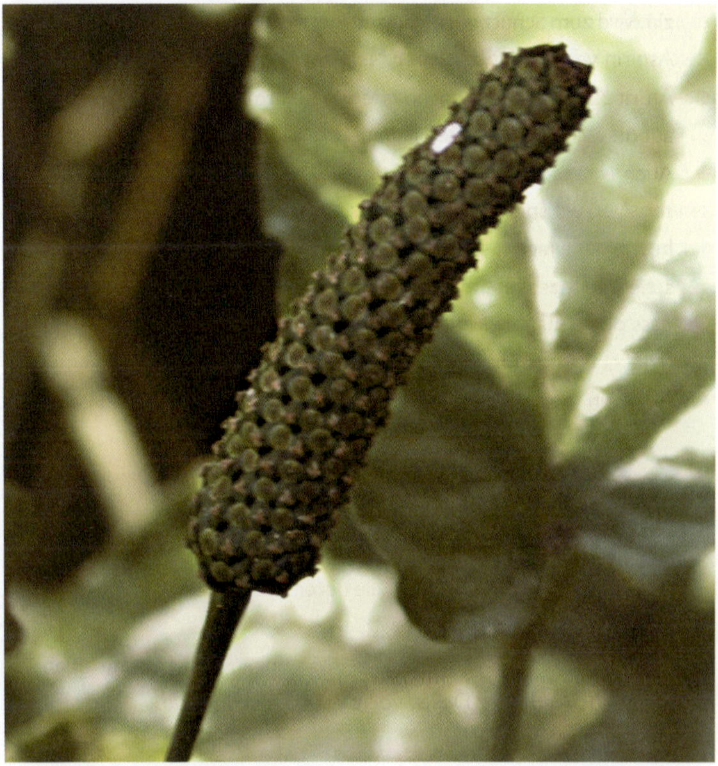

14: Pippali, Langkornpfeffer, gilt als natürliches Rasayana und ist Bestandteil vieler ayurvedischer Rezepturen.

Aufbau von Körperschutzsubstanzen

Bemerkenswerter Weise nehmen drei Monate nach Pancha Karma auch zwei wichtige Körperschutzsubstanzen zu: Das Vasoaktive Intestinale Peptid (VIP) um 80 Prozent (ein Eiweißstoff, der Blutgefäße weit stellen kann und als besonderer Schutzfaktor bei koronarer Herzkrankheit gilt) und das HDL-Cholesterin um 75 Prozent. Dieses „gute" Cholesterin ist besonders widerstandsfähig gegen freie Radikale. Es vermehrt sich, wenn die Versuchspersonen vorher zu geringe Werte davon im Blut haben. Pancha Karma scheint also eine besonders wertvolle Behandlungsmethode zu sein, um toxisch wirksame Substanzen und freie Radikale auszuleiten, gleichzeitig lipidhaltige Zellstrukturen zu regenerieren und auf diese Weise die Gesundheit auf sehr grundlegender Ebene wieder herzustellen oder zu verbessern. Für die Behandlung vieler entzündlicher und degenerativer Krankheiten wie zum Beispiel der Arteriosklerose (siehe Seite 118) kann das von großer Bedeutung sein, da diese unter dem negativen Einfluss der freien Radikale stehen. Auch bei verschiedenen Risikofaktoren der Hypertonie könnte hier die Schutz- und Heilwirkung der Pancha-Karma-Öltherapie ansetzen.

Kapitel 5

Ayurvedische Behandlungs-formen

Ayurvedische Heilpflanzen

Im Gegensatz zur modernen Medizin, in der die medikamentöse Behandlung des hohen Blutdrucks im Vordergrund steht, ist der Einsatz von pflanzlichen Präparaten im Maharishi Ayur-Veda nur ein Teilbereich, der in Harmonie mit andern Maßnahmen angewendet wird. Die Theorie der ayurvedischen Lehre von den Heilpflanzen heißt *Dravyaguna*.

Ayurvedische Pflanzenpräparate werden mehr als Nahrungsergänzungen eingesetzt, in denen nicht wie in der modernen Medizin die bestimmte pharmakologische Wirkung einer Einzelsubstanz, sondern ein breit gestreutes Bouquet von ähnlich wirkenden Früchten, Gräsern, Wurzeln usw. zur Wirkung kommt. Dadurch wird die Möglichkeit von unerwünschten Nebenwirkungen minimiert. Im Gegenteil, viele Patienten merken sogar positive Zusatzeffekte wie weniger Müdigkeit, regelmäßigen Stuhlgang, weniger Blähungen oder Ähnliches. Im Folgenden werden drei in einigen Kombinationspräparaten vorkommende Heilpflanzen kurz vorgestellt, die bei Hypertonie eingesetzt werden können:

Mit sorgsam ausgesuchten und zubereiteten Pflanzenpräparaten wird die Intelligenz der Natur auf den Menschen übertragen und so ein Ungleichgewicht in der Intelligenz des Menschen, das sich als Krankheit oder Leiden zeigt, ausgeglichen

- **Rauwolfia**, benannt nach dem deutschen Arzt Leonhard Rauwolf aus dem 16. Jahrhundert, heißt wegen ihrer Form auch Schlangenwurzel. In der Sanskritsprache wird diese Pflanze als Chandrika – zum Mond gehörend – bezeichnet. Der Mond gilt in der vedischen Symbolik als kühlend und beruhigend – und das sind auch die wichtigsten Eigenschaften der Rauwolfia-Wurzel. Die moderne Pharmazie extrahiert daraus das Reserpin, das als Einzelsubstanz zwar die moderne pharmazeutische Hypertoniebehandlung eingeleitet hat, aber wegen seiner möglichen depressiven Wirkung in der modernen Medizin kaum mehr verwendet wird. Im Ayurveda wird immer die gesamte Wurzel eingesetzt. Sie eignet sich zur Behandlung von Angst- und Unruhezuständen, Fieber, Durchfällen und äußerlich bei Insekten- und Schlangenbissen. Die Wirkung auf das Herz- Kreislauf-System besteht in einer Verlangsamung des Herzschlages und einer Erweiterung der Blutgefäße, die zur Blutdrucksenkung führt. Wegen ihrer kühlenden Wirkung kommt die Rauwolfia-Wurzel vor allem bei Störungen mit Pitta-Symptomen zum Einsatz.

Der Sauerstoff, der für unser Leben absolut notwendig ist, spielt auch bei der Bildung freier Radikale eine entscheidende Rolle

- **Terminalia arjuna** ist benannt nach Arjuna, einem Krieger, der in der vedischen Terminologie das Symbol für einen Menschen darstellt, der im Zwiespalt steht zwischen seinen beruflichen und familiären Verpflichtungen. Dieser Zwiespalt lähmt ihn bis zur Ohnmacht, ein Bild, das jedem Hypertoniker oder Herzpatienten aus eigener Erfahrung geläufig ist. Terminalia arjuna bewirkt ein Nachlassen dieser inneren Spannung und fördert die Erfahrung innerer Zufriedenheit. Eine schützende Wirkung auf die Herzkranzgefäße konnte in Experimenten nachgewiesen werden.
- **Winterkirsche** heißt im Sanskrit Ashvagandha, „Geruch des Pferdes". Das Pferd symbolisiert in den vedischen Texten Mut und Kraft, es verleiht seinem Besitzer Unbesiegbarkeit. Genau diese positiven Stimmungen werden mit dieser Pflanze auf den Menschen übertragen, der sie zu sich nimmt. Winterkirsche stärkt Nerven und Gedächtnis, vertieft den Schlaf, verbessert die sexuelle Kraft und verjüngt den

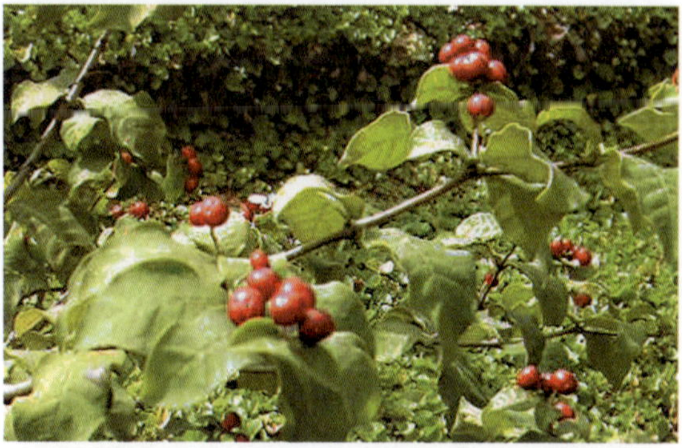

15: Withania somnifera (Sanskrit: Ashvagandha), die Winterkirsche, ist eine wichtige ayurvedische Heilpflanze.

gesamten Körper. In der Ayurveda-Medizin gehört diese Pflanze deswegen zu den Rasayanas und ist eine der wenigen Pflanzen, die die Wirkung aller anderen Heilmittel verstärken. Von den drei Doshas wird vor allem ein angeregtes Vata ausgeglichen.

Diese drei Pflanzen kommen in verschiedenen Kombinationen mit weiteren Kräutern, die ähnlich wirken, und in verschiedenen Zubereitungsarten in ayurvedischen Nahrungsergänzungen vor. In medizinischen Journalen und in der Laienpresse wird immer wieder vor „asiatischen Heilmitteln" gewarnt, da diese oft Toxine und Schwermetalle in gefährlichen Mengen enthielten. Die pflanzlichen Nahrungsergänzungen, die im Maharishi Ayur-Veda verwendet werden, werden von eigens geschulten Kräften in ihrer natürlichen Umgebung gesammelt und nach uralten Geheimrezepten, aber unter modernsten hygienischen Bedingungen, zubereitet. Bevor diese Zubereitungen in den Handel kommen, werden sie in Europa und in den USA auf toxische Rückstände und bakterielle Verschmutzung untersucht. Erst, wenn sie diesen Test bestanden haben, werden sie als MA- oder Veda-Präparate verkauft.

Ayurvedische Therapie von Hypertonie und Risikofaktoren

Therapeutische Maßnahmen des Maharishi Ayur-Veda

Die Empfehlungen für den Tagesablauf (Seite 75) und allgemeine Ernährungsempfehlungen (Seite 102) gelten für alle Hypertonie-Patienten. Empfehlungen für Bewegung siehe unter „Hypertonie und Sport", Seite 113.

Hören Sie in Mußestunden, zum Beispiel abends, anstatt fernzusehen vedische Urklänge (Sama Veda) oder passende Gandharva-Veda-Musik (Bezugsquellen siehe Seite 135). Aber auch gute Barockmusik oder Gregorianische Gesänge können eine günstige Wirkung haben. Die hier im Buch beschriebenen Methoden, für die Sie professionelle Hilfe brauchen, um sie durchführen zu können, haben folgende Reihenfolge der Wichtigkeit:

- Erlernen Sie die Transzendentale Meditation von einem qualifizierten und autorisierten Lehrer (Adressen siehe Seite 134).
- Nehmen Sie die von einem Ayurveda-Arzt aufgrund der Pulsdiagnose ausgewählten pflanzlichen Nahrungsergänzungen. In schwierigen oder hartnäckigen Fällen ist die Konsultation eines Vaidya (traditionellen indischen Ayurveda-Arztes) im Rahmen des Veda-Intensiv-Programmes empfehlenswert. (Adresse siehe Seite 136)

MASSNAHMEN DER MODERNEN MEDIZIN

Grundsätzlich gilt, dass eine medikamentöse Therapie nur dann zu reduzieren oder abzusetzen ist, wenn Ihnen der behandelnde Arzt dazu rät, weil er eine entsprechende Absenkung des Blutdrucks und/oder anderer Risikofaktoren feststellen kann. Bezüglich der nichtmedikamentösen Maßnahmen können Sie die Empfehlungen aus diesem Buch annehmen. Sie sollten aber ebenfalls mit Ihrem behandelnden Arzt oder einem kompetenten Ayurveda-Arzt abgesprochen sein.

- Nehmen Sie regelmäßig oder zumindest 2 - 3 Monate im Jahr Amrit Kalash, um Folgeschäden der Hypertonie durch freie Radikale in den Blutgefäßen, in Gehirn, Herz und Nieren zu vermeiden.
- Eine Pancha-Karma-Therapie kann in hartnäckigen Fällen Erstaunliches bewirken – nicht nur zur dauerhaften Absenkung des Blutdrucks, sondern zur günstigen Beeinflussung aller Risikofaktoren. Pancha Karma sollte außerdem regelmäßig zur Vorsorge durchgeführt werden. Wenn finanzielle Überlegungen eine Rolle spielen, ist es besser, ein- oder zweimal im Jahr eine kurze Kur zu machen, als nur alle paar Jahre eine lange (Seite 133).

Das wichtigste Prinzip: Achten Sie bei allen Maßnahmen auf Ihren Selbstrückbezug: Was tut mir gut – was tut mir nicht gut?

Lebensführung und Ernährung

Vata-Tendenzen dominieren

Sorgen Sie vor allem für ausreichend Ruhe und Regelmäßigkeit im Leben. Nacht- und Schichtdienste möglichst abgeben, vor 22.00 Uhr ins Bett (auch wenn Sie nicht gleich schlafen können). Besonders wichtig sind regelmäßige warme Mahlzeiten, um Untergewicht zu vermeiden, Vata Churna als Nahrungsergänzung, wenig Rohkost. Regelmäßige Ölmassage mit Vata-Massageöl und das Hören von vedischen Urklängen (Sama-Veda) und Gandharva-Veda-Musik sind günstig, da Vata besonders über Tast- und Gehörsinn ausgeglichen werden kann. Vata-Aromaöl in die Duftlampe im Schlafzimmer geben.

Pitta-Tendenzen herrschen vor

Hier ist es wichtig, Körper, Geist und Emotionen immer wieder abzukühlen – kühle Getränke, Räume gut lüften, Pause zum „Abkühlen" der Emotionen. Meiden Sie extreme Hitze und direkte Sonnenbestrahlung. Salzkonsum drastisch reduzieren! Alkohol, Essig, kohlensäurehältige Getränke und scharfe Gewürze vermehren das Pitta und sollten weitgehend gemieden werden. Pitta Churna als Gewürz ist günstig. Lesen Sie in Mußestunden gute Bücher, die Ihren geistigen und emotionalen Horizont erweitern (Vedische Literatur, religiöse Bücher). Vermeiden Sie übertriebenen Ehrgeiz und halsbrecherische Aktionen in Beruf und Sport. Pitta-Aromaöl in die Duftlampe im Schlafzimmer geben.

Kapha-Tendenzen herrschen vor

Stimulation des Stoffwechsels ist die entscheidende Maßnahme für Sie. Morgens früh aufstehen, nach dem Zähneputzen Gharshan-Massage (Seite 68) und dann heiß baden oder duschen. Trinken Sie regelmäßig heißes Wasser, am besten mit etwas Ingwer; essen Sie aber nur, wenn Sie kräftigen Hunger haben. Keine Zwischenmahlzeiten, leichte, fettarme Kost, möglichst wenig Zucker (aber auch kein Süßstoff), dafür reichlich Gewürze ins Essen, z. B. Kapha Churna, Ingwer, Pfeffer, Senfsamen, Gelbwurz, Nelken und Zimt. Ihrem Trainingszustand entsprechende regelmäßige körperliche Bewegung (Seite 61) gibt Ihnen Kraft und Wohlbefinden. Welches neue Hobby, welcher neue Beruf kann Sie aus Ihrer Lethargie reißen? Da Kapha besonders über den Geruchsinn gesteuert wird, sollten Sie sich auch immer mit herben oder erfrischenden Düften umgeben: Kapha-Aromaöl, MA 634 auf Schläfen und Brust, Latschenkiefer- oder Eukalyptusöl ins Bad.

Ein einfaches Küchenrezept:

20 g Curryblätter, 1 Prise Salz, 1 Prise schwarzen Pfeffer in einem Mörser oder einem Mixer pulverisieren.
Zu Beginn des Mittagessens 1 TL dieser Mischung mit 1 EL gekochtem Reis mischen, eventuell (wenn Blutfette normal) 1 TL Ghee (Butterreinfett) dazugeben, ein paar Schlucke heißes Wasser nachtrinken.

Risikofaktoren für Herz-Kreislauf-Erkrankungen

Hypercholesterinämie/Hyperlipämie

Ein zu hoher Cholesterinspiegel wird, derzeit mehr als die Hypertonie, als Hauptrisikofaktor für Herzinfarkte angesehen. Die pharmazeutische Industrie plant, die Bevölkerung der Industrieländer flächendeckend mit cholesterinsenkenden Medikamenten zu versorgen. Interessantes Detail am Rande: Auf der einen Seite wird in der modernen Medizin die Wirkung der Ernährung auf den Cholesteringehalt des Blutes bestritten, auf der anderen Seite weiß man, dass zwei Drittel der Menschheit (in den ärmeren Ländern) einen Cholesterinspiegel von 150 mg% haben (bei uns durchschnittlich 250 mg%). Anzustreben ist ein Gesamtcholesterinspiegel unter 200 mg%; das „gute" HDL-Cholesterin sollte zum Gesamtcholesterin in einem Verhältnis von 1:3 bis 1:4 stehen und über 50 mg% betragen, während das „schlechte" LDL-Cholesterin unter 120 mg% liegen sollte. Die Triglyceride sollen unter 200 mg% liegen. Aus der Sicht des Ayurveda handelt es sich um eine Stoffwechselstörung, bei der eine spezielle Funktion des Verdauungsfeuers Agni, das Meda-Agni, nicht richtig arbeitet und lebensnotwendige Stoffe wie Cholesterin statt in den Zellwänden und im Nervensystem in den Blutgefäßen abgelagert werden.

Maßnahmen: Stärkung des Agni und Ausleitung von Ama (siehe Seite 58), unbedingt vegetarische Diät, pflanzliche Nahrungsergänzungen nach Pulsdiagnose oder MA 631, das wie Amrit Kalash sehr wirksam zur Beseitigung freier Radikale ist. (Dies ist wichtig bei Arteriosklerosebildung, Seite 118) Bei Ausübenden der Transzendentalen Meditation kann man durchschnittlich günstigere Cholesterinwerte feststellen – sie erzielen eine Stärkung des Agni durch die Erfahrung von Stille. Sehr gut wirkt auch Pancha Karma. Drei Monate nach derartigen Behandlungen kann man einen deutlichen HDL-Anstieg bei gleichzeitig fallendem Gesamtcholesterin feststellen. Für Cholesterin- oder Diabetes-Patienten gibt es übrigens auch fett- und zuckerfreies Amrit Kalash in Tablettenform.

Auch bei fettarmer Ernährung kann Stress zur Vermehrung von Cholesterin führen. Stresslösung durch Transzendentale Meditation kann hier Abhilfe schaffen

Übergewicht

Aus der Sicht des Ayurveda handelt es sich bei Übergewicht nicht nur um ein gestörtes Essverhalten, sondern auch um einen gestörten Stoffwechsel. Dabei spielen eine Anhäufung von Kapha, ein geschwächtes Agni und sehr oft auch reichlich Ama eine Rolle. Eine Verfeinerung der Wahrnehmung durch regelmäßige Transzendentale Meditation, heißes Wasser halbstündlich getrunken und Stoffwechselanregung durch Nahrungsergänzungen wie Kapha Churna, Kapha-Tee, MA 631 und Gharshan-Massage tragen rasch zu einer Gewichtsabnahme bei. Pancha-Karma-Patienten verlieren oft 5–7 kg in der ersten Kurwoche, ohne jemals gehungert zu haben. Wann haben Sie sich zuletzt einmal so richtig bewegt?

Ayurvedische Empfehlungen dazu finden Sie auf der Seite 113. Selbstverständlich gelten auch die allgemeinen Ernährungsempfehlungen bei Übergewicht (siehe Seite 55).

Diabetes

Jede Form von Diabetes führt dazu, dass sich Folgeschäden der Hypertonie im Kreislauf (Durchblutungsstörungen), den Augen und Nieren wesentlich rascher einstellen. Schulmedizinische Maßnahmen dürfen in der Diabetestherapie nicht unterbrochen werden. Aus der Sicht des Ayurveda handelt es sich bei Diabetes um eine Fehlfunktion einiger Subdoshas von Pitta und von Agni. Gleichzeitig ist vor allem beim sogenannten Typ-II-Diabetes (Altersdiabetes) das Kapha Dosha vermehrt. Alle allgemein stoffwechselanregenden Maßnahmen wie das Trinken von heißem Wasser (Seite 58), Gharshan-Massage, vermehrt Ingwer im Essen sind günstig. Die pflanzliche Nahrungsergänzung MA 471 hat günstige Wirkungen bei Typ-II-Diabetes.

> Das Schlimmste für Übergewichtige ist Einschränkung.
> Das ist auch der Grund, warum normale Diäten zum Scheitern verurteilt sind. Hier zeigt sich der grundlegende Unterschied zwischen der ayurvedischen und anderen Diäten: Es ist keine Diät, sondern Essen, das schmeckt!
> Die Erfahrung von Wohlgeschmack während des Essens und von Sättigungsgefühl am Ende der Mahlzeit ist der Schlüssel zur Gewichtsabnahme! Nur so können der ständige Hunger und die nagende Unzufriedenheit besänftigt werden!

Salzkonsum

Obwohl nur zirka 50 Prozent aller Hypertoniker auf Kochsalz mit einer Blutdruckerhöhung reagieren, empfiehlt die moderne Medizin generell die Salzeinschränkung. Die Unterscheidung, ob Salz schädlich für Sie ist oder nicht, fällt im Ayurveda nach ganz eindeutigen Kriterien: Hypertoniker mit Vata-Dominanz brauchen nicht nur Kochsalz, sondern auch andere Salze wie Kalium und Magnesium ganz dringend. Hingegen werden Pitta- und Kapha-Dosha durch Kochsalzzufuhr angeregt – eindeutiges Indiz dafür, dass Kochsalz stark zu reduzieren ist. Sollten Sie sich nicht sicher einordnen können, hilft Ihnen eine Pulsdiagnose bei Ihrem Ayurveda-Arzt weiter. Salz-sensible Hypertoniker, also Menschen mit Pitta- oder Kapha-Dominanz, haben oft einen extremen Salz-Hunger. Dies ist oft ein Zeichen für so genannte „falsche Freunde", suchtartiges Verlangen, das nichts mehr mit den wirklichen Bedürfnissen zu tun hat. In solchen Fällen ist es besonders wichtig, durch richtiges Essverhalten (Seite 60) und das TM-Programm seine Unabhängigkeit wieder zu gewinnen. Salz-sensible Menschen mit vorwiegend Pitta- oder Kapha-Tendenzen sollten nur zirka 3 - 5 g Salz am Tag zu sich nehmen. Das entspricht einem flachen Kaffeelöffel Salz. Dies Menge ist jedoch nicht zum Nachsalzen gedacht, sondern befindet sich ohnehin in Ihrem Essen, wenn Sie etwas Brot und eine leicht gesalzene Gemüsemahlzeit essen.

Stress

Über Stress als auslösenden Faktor für Hypertonie und Herz-Kreislauf-Krankheiten haben Sie schon auf Seite 18 gelesen. Besonders Menschen mit Vata- und Pitta-Tendenzen sind stressanfällig. Aber um Gesundheit, Wohlbefinden und Langlebigkeit zu fördern, sind die hier gegebenen Empfehlungen von allgemeiner Gültigkeit. Da Stress nichts anderes als eine unpassende Reaktion auf Anforderungen an uns ist, müssen wir zwei Dinge besonders lernen:

Achten Sie bei notwendigen Änderungen in Ihrem Verhalten darauf, dass Sie Ihre Mitmenschen nicht unnötig verletzen

- größere Flexibilität, um in Stresssituationen des Lebens so ausweichen zu können, dass wir nicht „verletzt" werden. Diese Flexibilität ist es, die dazu führt, dass Wasser Steine verformt(„steter Tropfen höhlt den Stein"). Das wichtigste Instrument dazu ist die TM-Technik. Mit zweimal täglich 20 Minuten Transzendentaler Meditation übt man Flexibilität und Gleichmut auf unvergleichlich effiziente Weise. Aber auch die täglichen Yogaübungen, Ölmassage und Pancha Karma fördern diese Eigenschaften.
- „Vedisches Handeln", Handeln, das mit den inneren und äußeren Gesetzen der Natur übereinstimmt. Das heißt zum einen, dass der Beruf, den Sie ausüben, zu Ihnen passt, dass das Familienleben harmonisch ist, zum anderen, dass Sie die Gesetze des Handelns kennen und einhalten. Die vedischen „Gesetze des Handelns" sind uns ins Blut geschrieben, werden von uns aber oft ignoriert, weil wir nur ein Ziel, aber nicht uns selbst im Auge haben. „Vedisches Handeln" heißt, dass wir auch in der

größten Aktivität unsere innere Stille und unser Wohlbefinden nicht verlieren. Das Erste, was wir außer der TM in diesem Zusammenhang lernen können, ist das Prinzip der Mühelosigkeit, eines der Hauptprinzipien von Maharishis vedischer Wissenschaft: Hindernisse und Hürden zu umgehen, und nicht mit dem Kopf durch die Wand zu wollen. Außerdem ist auch die Rechtschaffenheit des Handelnden von großer Bedeutung. In den klassischen Texten heißt es, dass Rechtschaffenheit (sattva) allein schon ein ausreichendes Mittel zum Erfolg ist.

Neuordnung von Beruf und Partnerschaft

Wie schon erwähnt, sind ein Beruf, der nicht zur Persönlichkeit passt, Reibungen in den mitmenschlichen Beziehungen in Familie und am Arbeitsplatz, finanzielle Probleme oder eine Stagnation der Persönlichkeitsentwicklung sehr oft Probleme, die starken inneren Druck und damit auch Hypertonie erzeugen können. Eine Beratung durch einen erfahrenen Experten des Maharishi Jyotish, der Einblick in die Persönlichkeitsstruktur, Talente und Fähigkeiten eines Menschen gibt, kann hier sehr oft eine Klärung bringen. Wer die eigenen Fähigkeiten besser kennt, kann auch Beruf und Privatleben wesentlich besser darauf abstimmen und sehr viel Druck abbauen, der durch ständige unpassende Belastung entsteht. Ein Wechsel von Beruf oder Arbeitsplatz, eine neue Aufgabe in der Firma, ein klärendes Gespräch mit dem Lebenspartner als Folge einer solchen Beratung hat sehr oft auch im gesundheitlichen Bereich große Veränderungen bewirkt.

Rauchen

In Europa ist die Anzahl der Raucher leicht rückläufig. Leider nimmt der Anteil an Frauen unter den Rauchern noch immer zu

Nikotinmissbrauch wird seit einiger Zeit von der Weltgesundheitsorganisation (WHO) als Krankheit anerkannt. Das Rauchen führt zur Abhängigkeit und Sucht und sollte deswegen laut WHO ärztlich behandelt werden (– natürlich von nichtrauchenden Ärzten!). Es gibt kaum ein gesundheitsschädigendes Fehlverhalten, das weiter verbreitet ist und weltweit mehr Leiden, Krankheiten und Folgekosten verursacht, als das Rauchen.

In den Industrieländern, allen voran den USA, versucht man, das Problem durch Rauchverbote in öffentlichen Gebäuden unter Kontrolle zu bringen. Diese Vorgehensweise erscheint doppelt fragwürdig, denn die Erfahrung mit Alkoholverbot hat gerade in den USA gezeigt, dass sie nicht dauerhaft wirkt. Außerdem wird die Tabakindustrie in den USA weiterhin von Steuergeldern subventioniert, obwohl jährlich 400 000 Tote durch Rauchen und 3000 Tote durch Passivrauchen in den USA zu beklagen sind.

Welche Empfehlungen gibt es im Ayurveda, um das Rauchen aufzugeben?

Positive Ergebnisse zeigen Studien im Zusammenhang mit der Transzendentalen Meditation. TM ist in der Suchtbehandlung einzigartig, ganz egal, um welche Art von Abhängigkeit es sich dabei handelt. Durch die intensive Selbsterfahrung werden TM-Ausübende immer unabhängiger von äußeren Dingen, also auch von Tabakprodukten. Ein Politiker, der 20 Zigaretten am Tag rauchte, sagte einmal in einem Interview, dass er völlig das Rauchen „vergaß", nachdem er die TM einige Zeit ausgeübt hatte. Es geht nicht bei allen Meditierenden so leicht, aber die Verfeinerung der Wahrnehmung durch TM macht wesentlich sensibler. Man spürt den negativen Einfluss des Rauchens auf Geist und Körper viel deutlicher und verzichtet dadurch leichter auf das Rauchen. Unangenehme Körperempfindungen wie Zittern, Schwindel, Unruhe oder Hustenreiz können den Entschluss fördern, das Rauchen aufzugeben.

Es ist leichter, das Rauchen aufzugeben, wenn psychische Entwöhnung und körperliche Entgiftung Hand in Hand gehen

Schrittweise Entwöhnung – „Ausschleichen"

In den klassischen Texten des Ayurveda wird darauf hingewiesen, dass lang gehegte Gewohnheiten nicht plötzlich geändert werden sollten, sondern schrittweise. Es ist also aus dieser Sicht günstiger, langsam den Nikotinkonsum abzubauen. Sehr oft kann man nämlich feststellen, dass Personen, die über Nacht das Rauchen völlig einstellen, rückfällig werden. Es gibt zwei sehr einfache Strategien für das „schrittweise Ausschleichen":

- Es ist wesentlich leichter, die Anzahl der gerauchten Zigaretten zu reduzieren, wenn man konsequent beginnt, nicht mehr „automatisch", das heißt unbewusst, zu rauchen, sondern jede Zigarette mit voller Aufmerksamkeit raucht, also daneben weder liest noch schreibt, weder telefoniert noch Kaffee trinkt.

- Man kann beginnen, von jeder Zigarette ein kleines Stück abzuschneiden: in der ersten Woche einen Zentimeter, in der zweiten zwei Zentimeter, in der dritten drei Zentimeter und so fort, bis es sich nicht mehr rentiert, überhaupt noch eine Zigarette anzuzünden.

Das klingt sehr banal, aber versuchen Sie es einmal! In ein paar Tagen werden Ihre Kritiker, die Sie vielleicht zuerst belächelten, alles nachmachen!

Zusätzliche Entwöhnungsmaßnahmen

- Eine ganz wichtige Maßnahme ist das Trinken von heißem Wasser (siehe Seite 58). Bevor Sie eine Zigarette anzünden, sollten Sie immer einige Schlucke gekochtes Wasser trinken und dann Ihren Körper fragen, ob er wirklich eine Zigarette braucht.
- Fassen Sie den festen Entschluss, gleich morgen das Rauchen zu reduzieren. Sind Sie Nichtraucher, dann achten Sie zunehmend darauf, dass Sie nicht passiv mitrauchen müssen. Organisieren Sie rauchfreie Zonen für Beruf und Freizeit!
- Während der Nikotinentwöhnung sollte regelmäßig Amrit Kalash genommen werden, um die Entgiftung des Körpers zu unterstützen.
- Zum Freihalten der Atemwege und Reinigen der Nasenhöhlen eignen sich MA 634 (zwei- bis dreimal täglich einige Tropfen auf der Brust einreiben oder im Dampfbad inhalieren) und MP 16 (mindestens zwei- bis dreimal täglich) als Pratimarsha Nasya (Seite 69). So werden die Atemwege gereinigt, der Geruchs- und Geschmackssinn wieder gestärkt und intensiviert, die hartnäckigen Toxindepots in Stirn- und Kieferhöhlen entleert und die Durchblutung von Schleimhäuten und Hormonorganen gefördert.

RAUCHEN UND HOHER BLUTDRUCK – FOLGEN MULTIPLIZIERT?

Die moderne Forschung zeigt, dass das im Rauch enthaltene Nikotin vor allem zu Abhängigkeit und Sucht führt, während die Rauchinhaltsstoffe wie Teer usw. eine stark toxische Wirkung entfalten.

Vor allem die Bildung freier Radikale ist für die Folgewirkungen des Nikotinmissbrauchs von großer Bedeutung.

Die schädigenden Wirkungen auf die Blutgefäße, die von Hypertonie und Rauchen ausgehen, verstärken einander gegenseitig. So wird das Risiko, einen Herzinfarkt zu erleiden, allerdings nicht verdoppelt, sondern vervierfacht!

Weniger rauchen und trotzdem nicht dick werden

Ein häufig vorgebrachtes Argument gegen das Einstellen des Rauchens ist die bei vielen Menschen damit verbundene Gewichtszunahme. Auch hier können Maßnahmen aus dem Ayurveda eine Hilfestellung leisten. Es ist wichtig, das Verdauungsfeuer Agni zu unterstützen, um die Verbrennung der Nahrung zu verbessern. Hierzu finden Sie Maßnahmen auf Seite 47. Sollte auch eine durch Zigaretten und Kaffee am Morgen gewährleistete regelmäßige Stuhlausscheidung zum Stillstand kommen, ist die Einnahme von MA 505 empfehlenswert (Seite 130).

Wenn Sie die angeführten Maßnahmen beachten, werden Sie bald ein völlig neues Wohlgefühl erleben – mehr „Luft", mehr Energie, mehr Unabhängigkeit

Alkohol

Das Trinken von Alkohol ist bei uns fast selbstverständlich. Dennoch gehört Alkoholkonsum zu den größten Risiken für Gesundheit und Leben. Nicht nur gewohnheitsmäßiges Trinken oder Alkoholsucht, auch gelegentlicher Alkoholkonsum ist ein Gesundheitsrisiko. In diesem Fall zählt weniger die toxische Wirkung, die Leber und Gehirn zerstört, sondern die daraus resultierende Fahrlässigkeit, die zu einem massiv erhöhten Unfallrisiko im Straßenverkehr, bei Sport, bei der Berufsausübung oder im Haushalt führt. Gerade im Zusammenhang mit Herz-Kreislauf-Erkrankungen wird die Wirkung von Alkohol immer wieder bagatellisiert. Da Alkoholkranke oft sehr wenig verkalkte Blutgefäße aufweisen, wird immer wieder auf einen gewissen Schutz vor Herzinfarkt bei mäßigem Alkoholkonsum hingewiesen. Aber auch nur geringer Alkoholkonsum erhöht den Blutdruck und vermehrt dadurch wieder das ohnehin schon große Risiko.

Alkohol als Therapie?

Wie auch in anderen alten medizinischen Traditionen, in denen Medizinalweine als Stärkungsmittel gepriesen werden, gibt es im Ayurveda Zubereitungen, die durch Vergärung gewonnen werden und dadurch einen geringen Alkoholgehalt aufweisen, sogenannte Arishtas. Diese können vorübergehend in geringen Dosen verabreicht werden, um das Verdauungsfeuer Agni zu verbessern oder bestimmte Körpergewebe (Dhatus) besser zu ernähren. Grundsätzlich gilt aber, dass Alkohol als

Mittel zur Verbesserung der Laune oder als Sorgenbrecher nicht nötig ist. Wenn Sie auch nur einen Teil der in diesem Buch empfohlenen Maßnahmen umsetzen, wird in Ihrem Körper so viel mehr Soma oder Ojas (siehe Seite 48) als Glücksbringer erzeugt, dass man die Wirkung von Alkohol auch in geringen Mengen als etwas Störendes empfindet.

Ein Leben ohne Alkohol

Auch bei Alkoholmissbrauch nützen Verbote nichts. Lediglich verstärkte Sensibilität, hervorgerufen durch vertieften Selbstrückbezug und der Mut, auch dann „Nein" zu sagen, wenn ein Gläschen von besonders „wohlmeinenden" Freunden aufgedrängt wird, schaffen Abhilfe.

Ist der Alkoholkonsum ein Problem der Abhängigkeit, die sich darin zeigt, dass man es trotz guten Willens nicht schafft, einen oder mehrere Tage nichts zu trinken, so ist unbedingt ärztliche Hilfe angezeigt. Auch hier ist wieder der Hinweis angebracht, dass die Technik der Transzendentalen Meditation unvergleichlich gute Resultate in der Suchtbehandlung bringt. In leichteren Fällen von Abhängigkeit kann das Erlernen der TM, eventuell in Verbindung mit einer Pancha-Karma-Behandlung, schon den gewünschten Erfolg bringen. Alkoholkrankheit gehört auch zu den Leiden, die mit dem Veda Intensiv Programm der Maharishi Vedic University erfolgreich behandelt werden können (Seite 136).

Es ist heutzutage kein Kavaliersdelikt mehr, „Nein" zu sagen, wenn in Gesellschaft Alkohol getrunken wird

Sollte der Alkoholkonsum (oder andere toxische Belastungen) Spuren an der Leber hinterlassen haben (sogenannte „erhöhte Leberwerte"), können pflanzliche Präparate des Maharishi Ayur-Veda, wie etwa MA 579, mit großer Wahrscheinlichkeit heilend wirken. Ein Leben ohne (oder mit sehr wenig) Alkohol wird heute auch in der Gesellschaft wesentlich mehr akzeptiert als früher. Nutzen Sie diese Tendenz der Zeit und die Möglichkeit, „Glückssubstanzen" selbst zu produzieren und nicht von außen zuführen zu müssen.

Pille, Schwangerschaft, Klimakterien

Hormonelle Veränderungen können auch zu geänderten Blutdruckverhältnisse führen, ganz egal, ob diese hormonellen Veränderungen medikamentös oder natürlich entstanden sind.

Pille

Vor der Verordnung und während der Einnahme der Anti-Baby-Pille sollte der Blutdruck regelmäßig kontrolliert werden. Bei einer konstanten Erhöhung des Blutdrucks sollte unbedingt die Pille abgesetzt werden. Pille, Rauchen und hoher Blutdruck sind Faktoren, die das Risiko für Herzinfarkt und Schlaganfall nicht linear, sondern exponentiell vermehren (Seite 17).

Schwangerschaft

Auch in der Schwangerschaft kann es durch hormonelle Veränderungen zu Blutdrucksteigerungen kommen, die gefährlich für Mutter und Kind werden können. Der Symptomenkomplex, der im Zusammenhang mit der Schwangerschaftshypertonie oft auftritt, wird als EPH-Gestose bezeichnet. Aus der Sicht des Ayurveda handelt es sich dabei meist um eine massive Vermehrung des Kapha Doshas im Körper. Mit Kapha ausgleichenden Maßnahmen in Diät, Tagesrhythmus, Verhalten, pflanzlichen Nahrungsergänzungen usw. kann hier oft eine Behandlung mit Medikamenten, die wie alle modernen Pharmazeutika auch unerwünschte Nebenwirkungen für Mutter und Kind haben können, verhindert oder deutlich reduziert werden. Gerade in solchen Fällen ist kompetente Hilfe von einem Ayurveda-Arzt unumgänglich.

Klimakterium

Während die Hypertonie bei Einnahme der Pille und in der Schwangerschaft durch das vermehrte Vorhandensein bestimmter Hormone auftritt, ist der hohe Blutdruck bei Frauen nach dem Aufhören der Menstruationsblutung im Klimakterium unter anderem auf die Verminderung bestimmter Hormone im Körper zurückzuführen. Dieses Phänomen tritt sehr oft auch bei Frauen auf, die bis zu diesem Zeitpunkt unter zu niedrigem Blutdruck gelitten haben. Wie die allgemeinen Tendenzen im höheren Lebensalter mehr dem Vata Dosha entsprechen, so weist der hohe Blutdruck bei Senioren häufig mehr Vata-Tendenzen auf. Er muss deswegen mit Vata ausgleichenden Maßnahmen behandelt werden.

Hypertonie und Sport

Jede körperliche Bewegung erhöht vorerst einmal den Blutdruck. Untersuchungen zeigen jedoch, dass maßvoll dosierter, das heißt, nicht bis ans Limit betriebener Ausdauersport, nach der Belastung zu einer dauerhaften Blutdrucksenkung führt. Der Risikofaktor Bewegungsarmut ist typisch für unsere Zeit und unsere Lebensweise: mit Auto oder Bus zur Arbeit, mit dem Fahrstuhl ins Büro, den ganzen Tag vor Bildschirm und am Telefon, abends Fernsehen – und keinen Schritt zu viel. Übergewicht, Stoffwechselstörungen und Haltungsschäden mit ihren schlimmen Folgewirkungen auf Herz und Kreislauf sind Resultate dieser körperlichen Untätigkeit. Neuere Untersuchungen zeigen, dass die Folgewirkungen denen des Rauchens kaum nachstehen.

Sport ist nicht automatisch gesund. Jede Über- oder Unterbelastung kann seine Wirkung ins Gegenteil umkehren

Überforderung

Das andere Extrem ist, den Körper Tag für Tag zu überfordern und sich körperlich völlig zu verausgaben – sei es beim Jogging, im Fitness-Studio oder beim Aerobic. Auch hier gibt es enorme gesundheitliche Risiken – von Gelenkentzündung bis zum Herzinfarkt. So konnte durch Studien bestätigt werden, dass bei Sportlern, die immer wieder an die Grenze ihrer Leistungsfähigkeit gingen, das Immunsystem geschwächt wurde.

So trainieren Sie richtig

Was ist nun „richtige Sportausübung" im Sinn des Ayur-Veda? Der wichtigste Grundsatz ist das „Prinzip der Mühelosigkeit". Es ist entscheidend

Sport in den klassischen Ayurveda-Texten

In den klassischen indischen Texten wird der Wert körperlichen Trainings sehr hoch geschätzt, denn es hat eine sehr gute Wirkung auf unverzichtbare Qualitäten unseres Geist-Körper-Systems. So stärkt Sport, wenn er im ayurvedischen Sinn richtig ausgeübt wird, das Verdauungsfeuer Agni, verbessert die Immunität, vermehrt Ojas, verbessert die Qualität der Körpergewebe und unterstützt die Ausscheidung von Schlacken und Toxinen (Malas). Der Geist wird klar, die Stimmung optimistisch, Reaktion und Geist-Körper-Zusammenhänge werden verbessert – Selbstvertrauen und Selbstrückbezug werden gestärkt.

für ein erfolgreiches körperliches Training, dass man in jeder Phase ein vollständiges körperliches Wohlgefühl wahrnimmt. Das heißt, dass man sich in keiner Weise übernimmt, überwindet, oder erschöpft. Die Vorstellung, dass körperliches Training dann am besten wirkt, wenn man sich völlig verausgabt, ist auch in der modernen Sportmedizin überholt. Durch wiederholtes Messen bestimmter Blutwerte, durch Anwendung zum Teil komplizierter technischer Apparaturen, will man den Sportler vor dem gefährlichen Übertraining bewahren.

Im Ayurveda wird ein sehr einfaches Instrument zur Beurteilung unseres Bewegungspensums verwendet: das Wohlbefinden. Wenn Sie ein körperliches Bewegungsprogramm durchführen, sollten Sie sich nur so viel, so schnell und so weit bewegen, wie es Ihnen angenehm ist. Wenn es nicht mehr wohl tut, weil Sie außer Atem sind, weil ein Gelenk oder eine Muskelgruppe unangenehm spürbar wird, dann machen Sie einfach eine Pause!

Üben Sie mit Aufmerksamkeit

Körperliches Training sollte mit voller Aufmerksamkeit durchgeführt werden – ohne Musik über Kopfhörer, Fernsehen oder Lesen nebenbei. Und: Nehmen sie sich nicht zu viel auf einmal vor! Gehen Sie nur etwa an die Hälfte Ihrer Leistungsfähigkeit!

Täglich fünfzehn bis zwanzig Minuten leichte Bewegung bringt mehr an gesundheitlichem Effekt als einmal in der Woche ein oder zwei Stunden

Wenn Sie lange keinen Sport betrieben haben, beginnen Sie unbedingt mit einem besonders leichten Bewegungsprogramm, zum Beispiel mit 10 Minuten flott gehen, und steigern langsam innerhalb einiger Wochen, auf zirka eine halbe Stunde täglich, wenn Sie sich dabei gut fühlen. Haben Sie bisher schon regelmäßig Sport betrieben, achten Sie besonders darauf, dass Sie alles sehr mühelos machen – auch, wenn Sie vorübergehend weniger leisten. Achten Sie auf sich selbst – auf den Weg –, und setzen sie sich keine vorgegebenen Ziele. Schon nach kurzer Zeit werden Sie feststellen, dass Ihre Leistungsfähigkeit größer wird, ohne dass Sie sich jemals wieder anstrengen.

Welchen Sport soll man ausüben?

- Bei Vata-Dominanz: Da Vata durch jede Anstrengung vermehrt wird, ist hier besonders auf die Mühelosigkeit der Durchführung und auf Regelmäßigkeit zu achten. Günstig sind Yoga, flotte Spaziergänge, leichte Rad- oder Bergtouren. Schützen Sie sich vor Kälte und Zugluft!
- Bei Pitta-Dominanz: Pitta wird durch Hitze und Ehrgeiz vermehrt. Betreiben Sie deswegen nie in der Mittagshitze Sport, schützen Sie sich vor direkter Sonnenbestrahlung und beachten Sie Ihre Grenzen! Geeignet sind Schwimmen, Ski- und Langlaufen, Surya Namaskara und leichtes Radfahren oder Laufen.
- Bei Kapha-Dominanz: Kapha wird durch Trägheit und Untätigkeit vermehrt und braucht ständige Stimulation, um nicht vollständig überhand zu nehmen. Deswegen sind auch stimulierende Sportarten geeignet: Kraftsport, Tennis und andere Rückschlagspiele, Tanzen, Surya Namaskara usw. Schützen Sie sich vor Feuchtigkeit und Kälte, üben Sie konsequent, ohne sich zu überfordern!

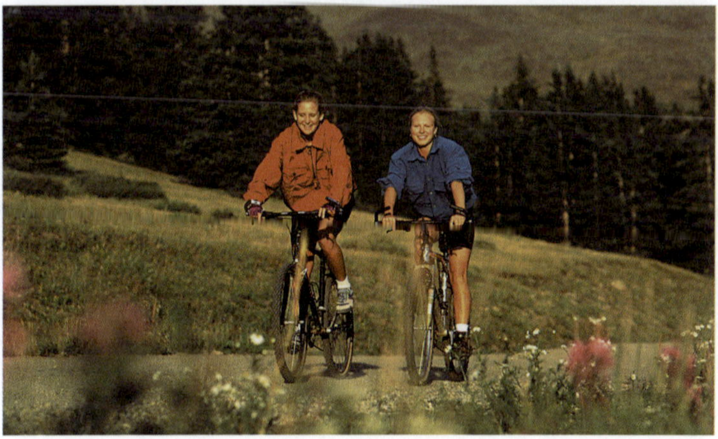

16: Regelmäßig mühelose sportliche Aktivität in der freien Natur ist eine der besten Vorsorgemaßnahmen gegen Herz-Kreislauferkrankungen.

Therapie von Folgekrankheiten und Komplikationen der Hypertonie

In den klassischen Texten des Ayurveda heißt es, dass lang anhaltende Anregungen der Doshas letztlich in organischen Krankheiten münden können. Organische Komplikationen werden als letztes und am schwersten zu behandelnde Stadium einer Krankheitsentwicklung beschrieben, die in sechs Schritten verläuft. Auch die moderne Medizin beschreibt, dass die essentielle Hypertonie vorerst als funktionelle Störung beginnt. Sie kann, vor allem wenn andere Risikofaktoren mitwirken, organische Gefäßveränderungen bewirken und zu schweren Komplikationen führen. Selbstverständlich sind organische Veränderungen die Domäne der modernen Medizin, auf eine schulmedizinische Behandlung sollte auf keinen Fall verzichtet werden. Dennoch ist es in allen Fällen sinnvoll, durch gezielte ayurvedische Maßnahmen nicht nur das subjektive Befinden, sondern auch den Verlauf der Krankheiten günstig zu beeinflussen. Sehr oft können durch einfache Maßnahmen moderne Medikamente (und damit Nebenwirkungen) überflüssig werden.

Bei organischen Krankheiten kommen ayurvedische Therapien als Ergänzung zur Schulmedizin zum Einsatz

Hypertone Krise

Bei manchen Hypertonie-Patienten kommt es immer wieder zu plötzlichen, oft extremen Blutdruckanstiegen mit Werten bis 250/150. Diese sind immer auch mit starken subjektiven Beschwerden wie Unruhe, Schwindel, Herzrasen und Angstgefühlen verbunden. In der modernen Medizin werden normalerweise sehr stark und sehr schnell wirksame blutdrucksenkende Mittel (Calcium-Antagonisten) und Beruhigungsmittel zur Behandlung verwendet. Es hat sich jedoch herausgestellt, dass eine zu rasche Blutdrucksenkung zu weiteren Komplikationen wie Schlaganfällen führen kann. Ein Arzt sollte bei jeder hypertonen Krise hinzugezogen werden.

Was kann man selbst tun?

Die Symptome weisen auf eine massive Störung von Vata hin. Dieses Dosha kann man am besten durch Ruhe und Wärme ausgleichen.

Folgende Sofortmaßnahmen sind angezeigt:

- Eine ruhige Umgebung schaffen, Nebengeräusche, Fernsehen, belastende Diskussionen usw. meiden. Hypertone Krisen werden durch eine aufgeregte Stimmung und beängstigende Gespräche oft ausgelöst oder verstärkt.
- Selbstpulsfühlen (Seite 67) stellt den Selbstrückbezug her. Die Aufmerksamkeit geht dadurch direkt zum angeregten Herz-Kreislauf-System, die Eigenregulationskräfte werden aktiviert.
- Leises Hören von Gandharva-Veda-Musik oder vedischen Urklängen. Am besten eignen sich dazu die so genannte „Regenmelodie" (Raga Megh) oder Sama-Veda-Klänge (Seite 70). Diese Melodien beruhigen das angeregte Vata über den Gehörsinn besonders wirkungsvoll.
- Vata-Massageöl sanft in Stirn, Nacken und über dem Herzen einreiben. Diese Öle beruhigen das Vata über den Tastsinn und den Geruchssinn. Auch spezielle Reflexpunkte, so genannte Marma-Punkte, können durch diese sanfte Massage eine stark entspannende Wirkung auf das Kreislaufsystem ausüben.
- Abwechselnd mit dem Selbstpulsfühlen kann man auch immer wieder einige Minuten das leichte Prana Yama (Seite 62) durchführen.
- Bei Pitta-Symptomen (heißer, roter Kopf, Schwitzen, Brennen in der Herzgegend) statt Vata-Massageöl feucht-kühle Umschläge an Stirn und Brust, Fenster öffnen!

Bei der Bluthochdruckkrise können Vata (Angst, Unruhe, Verwirrung) oder Pitta (Hitzegefühl, roter Kopf) dominieren. Die einfachen Hilfsmaßnahmen richten sich nach dem dominierenden Dosha

Arteriosklerose, Durchblutungsstörungen

Arteriosklerose (wörtlich „Verhärtung der Arterie") entsteht durch Einlagerung von Kalk und Cholesterin in die Blutgefäße. Durch diese Einengung der Blutgefäße wird der Blutfluss behindert, der Blutdruck zusätzlich erhöht und der Stoffwechsel durch die Gefäßwände stark behindert. Solche Einlagerungen in die Gefäßwände können durch Bildung von Blutgerinnseln (Thrombose) zu weiteren Komplikationen führen. Im schlimmsten Falle kann ein Blutgefäß vollständig verschlossen werden, was zum

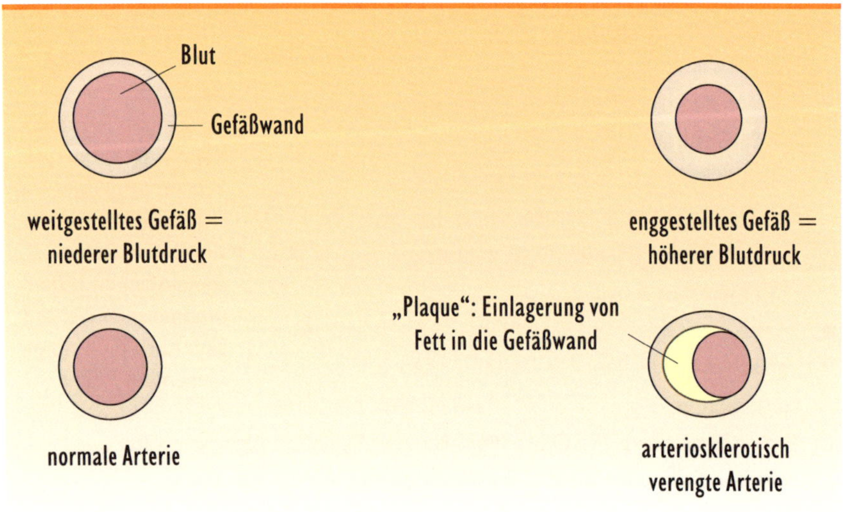

17: Veränderung der Arterien bei niedrigem, hohem und dauernd erhöhtem Blutdruck

Absterben des versorgten Gewebes führen kann. Je nach Ort dieses Geschehens im Körper ist die Folgeerscheinung dann ein so genanntes „Raucherbein", ein Herzinfarkt oder ein Schlaganfall. Sehr schlecht durchblutete Beine müssen oft auch amputiert werden.

Agni muss gestärkt werden

Vereinfacht ausgedrückt ist dieses Problem aus der Sicht des Ayurveda auf unzureichendes Agni und Ama zurückzuführen. Durch das abgelagerte

Ama (Schlacken) verengt sich die lichte Weite der Blutgefäße. Dadurch entsteht höherer Druck – also Bluthochdruck. Maßnahmen, die Agni stärken und Ama beseitigen, sind deswegen besonders wichtig. Beachten Sie dazu die Anweisungen für ein gesundes Essverhalten auf Seite 60, und trinken Sie konsequent heißes Wasser. Pflanzliche Präparate, die das Agni stärken (MA 631) und freie Radikale beseitigen (MA 4+5), sind empfehlenswert. Besonders wichtig ist auch ein Bewegungsprogramm, das unbedingt täglich durchzuführen ist und etwa eine Stunde leichte Dauerbelastung beinhalten sollte. Gerade bei diesem Krankheitsbild ist es wichtig, die körperliche Belastung langsam zu steigern und auf die Reaktionen des Körpers zu horchen.

Sehr gute Resultate zur Stärkung von Agni kann man auch von einer Pancha-Karma-Behandlung oder, in komplizierten Fällen, von einem Veda-Intensiv-Programm (VIP) erwarten. Ziel von Pancha Karma und VIP ist es, die blockierten Körperkanäle (Srotas) von Blockaden (Ama) zu befreien. Lokale Maßnahmen wie Gharshan-Massage und Ölmassage mit MA 628 oder MA 634 können vor allem auch bei Kältegefühl oder Schmerzen in den betroffenen Beinen unter Umständen sogar mehrmals täglich zu Hause durchgeführt werden.

Koronare Herzkrankheit, Herzinfarkt

Die arteriosklerotische Verengung der Herzkranzgefäße, die den Herzmuskel mit Blut versorgen, führt zur Unterversorgung des Herzmuskels mit Sauerstoff. Kann sich der Herzmuskel von diesem meist sehr schmerzhaften Sauerstoffmangel wieder erholen, spricht man von Angina pectoris, wörtlich „Brustenge", oder koronarer Herzkrankheit. Stirbt durch eine anhaltende Unterversorgung mit Sauerstoff ein Bezirk des Herzmuskels ab, um dann später zu vernarben, spricht man von Herzinfarkt. Für beide Krankheitsbilder sind Cholesterin- und Kalkpolster in den Herzkranzgefäßen, an die sich auch noch kleine Blutgerinnsel anhängen können, verantwortlich. Die Entstehung dieser Veränderungen wird ganz wesentlich durch freie Radikale beeinflusst.

Freie Radikale spielen sowohl bei der Entstehung der Arteriosklerose als auch bei den genannten Komplikationen eine wesentliche Rolle

Die moderne Medizin hat ein riesiges Arsenal an diagnostischen und therapeutischen Methoden zur Herzinfarktbekämpfung entwickelt. Moderne Medikamente senken auch statistisch die Zahl der tödlichen Herzinfarkte erheblich. Die finanziellen Aufwendungen dafür sind jedoch enorm und in einer Zeit, in der das Sparen wieder notwendig ist, von der Allgemeinheit fast nicht mehr zu tragen.

Dramatischer Krankheitsverlauf

Angina pectoris und Herzinfarkt kann man sehr nüchtern beschreiben, der Verlauf ist aber oft hoch dramatisch. Akute Schmerzen in der Brust und Todesangst stehen den Patienten meist ins Gesicht geschrieben – viel Leid für Betroffene und deren Angehörige ist damit verbunden. Das Herz als Zentrum und Symbol für Leben und Liebe ist betroffen. In den ayurvedischen Texten wird das Herz als „Hridaya“ bezeichnet, wörtlich „das, was gibt und nimmt“. Damit wird nicht nur die physiologische Funktion, sondern auch die seelisch-emotionale Komponente perfekt beschrieben. Und emotionale Faktoren spielen in Entstehung und Verlauf von Angina pectoris und Herzinfarkt eine ebenso wichtige Rolle wie chemisch-physikalische.

Bei der koronaren Herzkrankheit und in der Herzinfarkt-Nachbehandlung gelten grundsätzlich alle allgemeinen Empfehlungen für Hypertonie. Spezifische Maßnahmen sollten unbedingt von einem Ayurveda-Arzt auf Grund der Pulsdiagnose verordnet werden.

Vorsorge und Rehabilitation durch Ayurveda

In der derzeitigen Situation liegt die Domäne des Ayurveda in der Vorbeugung und Rehabilitation von Angina pectoris und Herzinfarkt. In einer eindrucksvollen Studie in den USA wurde bestätigt, dass verschlossene Koronargefäße wieder durchgängig gemacht werden konnten, indem die Patienten eine fettarme vegetarische Diät, ein Bewegungsprogramm mit Yoga und Meditation durchführten. Im Ayurveda haben wir sogar noch wesentlich mehr Möglichkeiten, auf absolut natürliche Art und Weise undurchlässig gewordene Körperkanäle wieder zu öffnen.

Ein Beispiel dafür ist Ernst M., 60 Jahre, Manager in der pharmazeutischen Industrie. Seit Jahren hat er extrem hohen Blutdruck trotz Medikamenteneinnahme und Angina pectoris in Stress-Situationen, außerdem etwas erhöhtes Cholesterin. Außer einem Blutdruckmittel kann er wegen Nebenwirkungen keine anderen Medikamente einnehmen: Er bekommt Magenschmerzen von den geringsten Dosen Aspirin, Schwindel und erhöhte Leberwerte von Cholesterin-Senkern. Seit zwei Jahren macht er ein- bis zweimal pro Jahr eine zehntägige Pancha-Karma-Behandlung. Während der Kur sinkt der Blutdruck jedes Mal soweit ab, dass er ohne Blutdruckmittel im Normbereich ist. Für ihn selbst ist die schönste Erfahrung, dass seine Herzschmerzen monatelang nach der Behandlung ausbleiben. Eine andere Patientin hatte bereits einen Herzinfarkt und auch einige Operationen an den Blutgefäßen der Beine hinter sich. Nach ihrer ersten Pancha-Karma-Kur ist sie jetzt wieder wesentlich leistungsfähiger, kann schmerzfrei spazieren gehen und auch leichte Gartenarbeiten machen. „Ich fühle mich so leicht, als ob einige Tonnen Gewicht von mir abgefallen wären!", sagt sie heute.

Durch die Kombination von ayurvedischen und schulmedizinischen Maßnahmen können sehr oft subjektive Beschwerden und Nebenwirkungen abgewendet werden

Offenheit für tief greifende Veränderungen im Leben

Ein Beispiel für eine derartige Veränderung ist Johann D., 50 Jahre, der in einer großen Firma für die Koordination des Außendienstes und die Bearbeitung von Reklamationen verantwortlich war. Ständig am Telefon, dauernd unter Zeitdruck, hatte er schon seit Jahren hohen Blutdruck. Dann

Frage nach dem Sinn des Lebens

Ein akutes Ereignis wie ein Angina-Pectoris-Anfall oder ein Herzinfarkt ist immer mit enormer Angst und Schmerz verbunden – Empfindungen also, die den Betroffenen dazu veranlassen, sein Leben Revue passieren zu lassen und danach zu fragen: „Warum passiert das gerade mir? Was habe ich falsch gemacht?" Gerade in dieser Lebenssituation ist man offen für eine Umkehr und für Antworten auf die Frage nach dem Sinn des Lebens. In dieser Lebenssituation den Entschluss zu fassen, sich mit dem Menschenbild der vedischen Wissenschaft und der direkten Erfahrung des eigenen Selbst in der einfachsten Form unseres Bewusstseins auseinander zu setzen, ist besonders hilfreich. Selbstrückbezug durch die Erfahrung von tiefer Stille in der Transzendentalen Meditation herzustellen und das Verstehen der vedischen Prinzipien des Handelns in Einklang mit den Naturgesetzen geben Antwort auf die fundamentalsten Lebensfragen.

kamen in besonders aufregenden Situationen leichte Herzschmerzen und Enge in der Brust dazu – und eines Tages, im Büro, akute Schmerzen in der linken Brusthälfte, die in den linken Arm ausstrahlten – Herzinfarkt. Mit dem Notarztwagen kam er in die Klinik, wo Akutmaßnahmen sein Leben retteten. Nach einigen Wochen kam er von Klinik und Reha-Zentrum nach Hause, noch viel zu schwach, um seine ursprüngliche Tätigkeit wieder aufnehmen zu können. Er fiel in ein großes Loch von Depressionen – sein Leben erschien ihm ohne Arbeit völlig sinnlos. In dieser Situation erlernte er die Transzendentale Meditation. Viel mehr als bei anderen Entspannungsmethoden, die er im Reha-Zentrum kennen gelernt hatte, erlebte er innere Zufriedenheit und Ausgeglichenheit. Als er nach Monaten seine Arbeit wieder aufnahm, merkte er, dass sich jede Faser seines Körpers dagegen wehrte, wieder in die gleiche Mühle zu kommen. Einige Wochen später musste er feststellen, dass die gleichen Symptome auftraten wie kurz vor dem Herzinfarkt. Verängstigt suchte er die Beratung durch einen Experten in Maharishi Jyotish, der vedischen Astrologie. Dieser konnte ihm erklären, dass er von seiner Persönlichkeitsstruktur her gar nicht geeignet war für seinen Beruf, sondern für Tätigkeiten im sozialen Bereich. Sollte er mit 50 Jahren noch eine Umschulung wagen? Er tat es und ist glücklich. Unmittelbar nach Beendigung seiner Managerkarriere hörten seine Beschwerden auf. Er ist erfüllt von seiner neuen Aufgabe, die ihm eine völlig neue Verantwortung, aber auch eine viel größere Befriedigung bietet. Einen kleinen Nachteil im Einkommen nimmt er Augen zwinkernd in Kauf – er hat viel an Lebensqualität gewonnen.

Herzmuskelschwäche

Besteht eine Hypertonie über Jahre, kann es durch die ständige Druckbelastung des Herzens nach anfänglicher Verdickung des Herzmuskels letztendlich zu einer Überdehnung der Herzkammern kommen. Die Pumpleistung des Herzens wird dadurch immer unwirksamer, und es kommt in den verschiedenen Körperteilen zum Rückstau von Blut oder Körperflüssigkeit. Dadurch entstehen, je nach Ort des Rückstaus, Wasseransammlungen in Lunge, Leber und Bauchraum oder Beinen. Subjektiv empfinden die Patienten Atemnot, extreme Schwere im Körper und den

Extremitäten, Müdigkeit und Schwäche. Die moderne Medizin hat sehr gute Medikamente entwickelt, um diese lebensbedrohliche Situation zu behandeln. Dennoch klagen viele dieser Patienten über Befindlichkeitsstörungen oder Nebenwirkungen von Medikamenten, denen die moderne Medizin zuwenig Beachtung schenkt.

Befindlichkeitsstörungen mit Ayurveda behandeln

Dass Nebenwirkungen nicht unabwendbar, sondern ayurvedisch behandelbar sind, zeigt der Fall von Fritz K., einem pensionierten Landwirt. Seine Herzmuskelschwäche war mit modernen Medikamenten zwar weitgehend unter Kontrolle, doch er klagte über Verstopfung, Appetitlosigkeit und Völlegefühl, auch über schlechten Schlaf nachts und starke Müdigkeit tagsüber. Nach der ayurvedischen Lehre wiesen diese Störungen auf ein stark angehäuftes Kapha Dosha hin. Im Rahmen einer Ayurveda-Konsultation erlernten er und seine Frau die Prinzipien einer Kapha reduzierenden Ernährung, und als pflanzliches Präparat erhielt er unter anderem MA 505 (Seite 130) Innerhalb weniger Tage besserte sich sein subjektives Befinden: regelmäßiger Stuhlgang, besserer Appetit und tiefer Schlaf ließen ihn wieder aufleben. Auch bei diesem komplizierten Krankheitsbild gelten neben allgemeinen Kapha ausgleichenden Maßnahmen (Seite 38) die allgemeinen Empfehlungen. Eine individuelle Beratung durch einen Ayurveda-Arzt sollte jedoch unbedingt die Maßnahmen der modernen Medizin ergänzen.

Wasseransammlungen im Körper weisen auf vermehrtes Kapha Dosha hin und verlangen nach Kapha ausgleichenden Maßnahmen

Schlaganfall

Ein Schlaganfall ist eine plötzlich auftretende Durchblutungsstörung des Gehirns, bei dem ein Teil des Gehirngewebes abstirbt. Die Folgen können Lähmungserscheinungen, Sprachstörungen, Wahrnehmungsstörungen und vieles andere mehr sein, je nachdem, welcher Teil des Gehirns betroffen ist. Ursache dafür ist, dass ein arteriosklerotisch verändertes Blutgefäß entweder durch Blutgerinnsel (oft in Form einer Embolie) verstopft wird oder zerplatzt, so dass Blut ausströmt. In beiden Fällen wird ein Teil der Nervenzellen im Gehirn unwiderruflich zerstört.

Als Vorboten von Schlaganfällen treten oft so genannte TIA (Transiente ischiämische Attacken) auf, bei denen sich Ausfallserscheinungen in Motorik und Sprache innerhalb von 24 Stunden wieder zurückbilden. Als „Multi-Infarkt-Syndrom" wird ein Krankheitsbild bezeichnet, bei dem es infolge vieler kleiner und kleinster Gefäßverschlüsse im Gehirn zum Absterben von Nervenzellen kommt, so dass das Gehirngewebe langsam, aber sicher weniger wird. Folgen sind langsamer Verlust von Gedächtnis, Emotionen, Orientierung in Raum und Zeit oder auch starke Unruhe- und Angstzustände, also das, was im Volksmund als „Verkalkung" bezeichnet wird. Von all diesen Krankheitsbildern weiß man, dass sie bei Hypertonikern häufiger auftreten als bei Menschen mit normalem Blutdruck.

Tipp für die Schlaganfall-Patienten: ein- bis zweimal täglich Stirn, Nacken, Ohren und Fußsohlen mit körperwarmem Vata-Massageöl sanft einölen

Störung des Vata Dosha

Analysiert man die oben aufgezählten Krankheitssymptome aus ayurvedischer Sicht, stellt man bei allen eine starke Vermehrung des Vata Dosha fest. Damit ist auch klar, dass diese Patienten in Ernährung, Lebensweise und äußern Anwendungen vor allem Vata ausgleichende Maßnahmen beachten sollten. Bei all diesen Patienten ist auch ein Verlust von Persönlichkeit und Realitätsbezogenheit deutlich, ein trauriges Beispiel für Pragyaparadh, den Fehler des Intellekts. Durch die blockierte Wahrnehmung von Geist, Körper und Umgebung geht der letzte Rest von Selbstrückbezug verloren.

Gehirndurchblutung und Alterungsprozess

Dieser Persönlichkeitsverlust im höheren Lebensalter wird heute schon fast als normal angesehen, und unsere Altersheime sind voll von Menschen, die unter diesen Symptomen leiden. Dies steht in völligem Gegensatz zum vedischen Bild der Persönlichkeitsentwicklung, die im alten Menschen den Ausdruck von Weisheit und Erleuchtung sieht. Im Maharishi Ayur-Veda werden die Lebensabschnitte des Menschen nach den vorherrschenden Doshas eingeteilt, und das vorherrschende Dosha des letzten Lebensabschnittes ist Vata. Ist Vata im Gleichgewicht, dann strahlt ein Mensch Vitalität, geistige Klarheit, innere Ruhe und Lebensfreude aus, und alle körperlichen Abläufe funktionieren regelmäßig. Ist das Vata hingegen durch

Übererregung im Ungleichgewicht, so resultieren Gedächtnisverlust, eingeschränkte oder irreale Wahrnehmung der Umgebung und der eigenen Bedürfnisse sowie Steifigkeit der Gelenke, also insgesamt ein geistiger und körperlicher Verfall. Die Methoden des Maharishi Ayur-Veda, allen voran die Transzendentale Meditation, sind bisher die einzigen wissenschaftlich bestätigten Maßnahmen, die aus diesem leidvollen und kostenintensiven Dilemma der Altersmedizin herausführen können. Es ist so wichtig für unsere heutige Zeit, dass unsere Senioren wieder Weisheit, Lebensfreude, Würde und innere Ordnung ausstrahlen und nicht, wie so oft, in Altersheimen langsam dahinsiechen.

Im Gegensatz zur modernen Medizin, die das Altern als Degenerationsprozess sieht, versteht man es im Ayurveda als Reifeprozess

Sich jung fühlen auch in hohem Lebensalter

Einige interessante Forschungsergebnisse bestätigen die Wirksamkeit der Transzendentalen Meditation gerade im Alter:

- Ausübende der TM altern langsamer. Nach zirka 5 Jahren Meditation ist das biologische Alter etwa 12 Jahre jünger als bei nicht meditierenden Vergleichspersonen.
- Die Ausgaben einer Krankenkasse für Herz-Kreislauf-Erkrankungen lagen bei einer Gruppe von TM-Meditierenden, die über 55 Jahre waren, um 80 Prozent unter der Gruppe von nicht meditierenden Mitgliedern der Krankenkasse.
- In einem Altersheim lebende TM-Meditierende schnitten in regelmäßig durchgeführten Gesundheits- und Gedächtnistests wesentlich besser ab als nicht meditierende Heimbewohner, die sonst an den gleichen Heimaktivitäten teilnahmen. Nach einem Beobachtungszeitraum von zwei Jahren waren in der Gruppe von Meditierenden auch wesentlich mehr Überlebende.
- Der Einsatz von Rasayanas und Pancha Karma kann die Lebensqualität von Senioren noch weiter verbessern.

Praktische Anwendungen

Welche Methoden des Ayurveda nun bei Durchblutungsstörungen des Gehirns zum Einsatz kommen, hängt sehr stark vom Zustand des Patienten ab. Am besten ist es natürlich, alle empfohlenen allgemeinen Maßnahmen durchzuführen, bevor es zu Ausfallerscheinungen kommt. Besonders empfehlenswert für diese Altersgruppe ist das Lesen oder Hören vedischer Texte beziehungsweise Urklänge. Da unser Nervensystem ein exaktes Abbild der Struktur des Veda ist, unterstützen die vedischen Texte und Klänge die Aufrechterhaltung und Regeneration unserer körperlichen Strukturen. Die vedischen Klänge bringen die feinstofflichen Grundlagen unseres Nervensystems in Schwingung und bereiten so die Basis dafür, dass sich ihre normale Funktion entwickeln kann. Am einfachsten ist es, mehrmals täglich einige Minuten Rik- oder Sama-Veda-Rezitationen leise zu hören. Man sitzt dazu einfach mit geschlossenen Augen da und lässt die Klänge unvoreingenommen auf sich wirken. Am intensivsten spürt man die Wirkung dieser ordnenden und heilenden Urschwingungen im Anschluss an die Transzendentale Meditation. Diese Maßnahme kann bei Patienten, die nach einem Schlaganfall gelähmt oder im Koma liegen, selbstverständlich auch im Lie-

Die Erforschung der Wirkung vedischer Urklänge auf unser Geist-Körper-System hat erst begonnen. Ein schier unbegrenzter Bereich von Möglichkeiten scheint sich zu öffnen

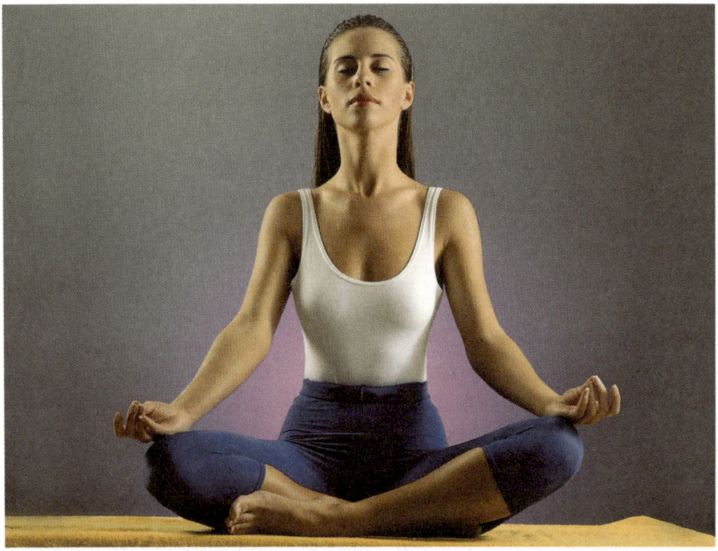

18: Vedische Texte von Tonträgern hört man am besten in einer entspannten Sitzposition.

gen angewendet werden. Erste Resultate bei kontrollierter Anwendung dieser Technik lassen große Hoffnung aufkommen. Dieser Methode steht möglicherweise noch eine große Zukunft bevor. Ist eine Störung im Gehirn erst einmal genau lokalisiert und der diesem Ort und dieser Funktion entsprechende vedische Text gefunden, so müsste es möglich sein, durch wiederholte Anwendung dieser Urschwingungen eine weitgehende Regeneration zu bewirken.

Sind nach einem Schlaganfall Lähmungserscheinungen oder Sprachstörungen zurückgeblieben, so bieten sich auch einige Methoden aus dem Pancha Karma zur Rehabilitation an. Mit der rechtzeitigen Anwendung der Methoden des Ayurveda verliert das Alter seinen Schrecken. Im Gegenteil, man kann auf nie erträumte Möglichkeiten und Fähigkeiten hoffen und so dem Leben wieder einen Sinn geben, gerade auch „wenn die Jahre mehr werden".

Nierenschwäche

Das Nierengewebe reagiert besonders empfindlich auf lang dauernde Blutdruckerhöhungen. Nach Jahren der Hypertonie wird die Funktion der Niere immer mehr eingeschränkt. Stoffe, die normalerweise mit dem Urin ausgeschieden werden, bleiben im Körper zurück und vergiften ihn. Tritt diese Krankheit in jüngeren Lebensjahren auf, so wird heute nach Jahren der Dialyse eine Nierentransplantation empfohlen beziehungsweise durchgeführt. In einem so fortgeschrittenen Krankheitsstadium können auch ayurvedische Maßnahmen nur mehr symptomatisch durchgeführt werden. Dennoch gibt es Berichte von Dialysepatienten, die durch etwa einjährige Behandlung mit ayurvedischen Kräutern und diätetische Maßnahmen geheilt wurden. Diese Methoden wurden auch im Rahmen des Veda-Intensiv-Programms angewandt. Dieses Krankheitsbild sollte ausschließlich von besonders erfahrenen Ärzten behandelt werden.

Anhang

Liste der angeführten Nahrungsergänzungen

Die in diesem Buch angeführten Zubereitungen sind nicht Medikamente im pharmakologischen Sinn mit Wirkungen und Nebenwirkungen, sondern konzentrierte Nahrungsmittel, die unseren Körper an seine eigene ordnende Intelligenz erinnern. Sie sind nach traditionellen ayurvedischen Rezepturen entsprechend dem modernsten hygienischen Standard hergestellt und haben keinerlei schädliche Nebenwirkungen. Alle hier angeführten Zubereitungen können bei Zimmertemperatur aufbewahrt werden und verlieren nach dem gesetzlichen Verfallsdatum allmählich an Wirkung. Zu Anwendung und Dosierung wenden Sie sich bitte an einen Ayurveda-Arzt.

- **MA 4**

Kräuterpaste, „Nektar"-Anteil von Amrit Kalash; beseitigt freie Radikale, ernährt und stärkt Geist und Körper, wichtigstes Rasayana.

- **MA 5**

Kräutertabletten, „Ambrosia"-Anteil von Amrit Kalash; wasserlöslich, beseitigt freie Radikale, stärkt vor allem das Immunsystem, zusammen mit MA 4 wichtigstes Rasayana.

- **MA 471**

Kräuterpräparat mit günstiger Langzeitwirkung auf Typ-II-Diabetes.

- **MA 473**

Kräutersirup fürs Herz; wirkt vegetativ ausgleichend, stärkt das Herz und hat eine günstige Wirkung auf Herzkranzgefäße.

- **MA 505**

Triphala; besteht aus Extrakten von Haritaki, Bibhitaki und Amalaki. Eine der am meisten verwendeten Zubereitungen zur Stärkung und Reinigung des Magen-Darm-Trakts.

MA 579

Kräutertabletten zur Stärkung der Funktion von Leber und Galle, auch zur Entgiftung bei ständiger Belastung der Leber durch Alkohol oder leberschädigende Medikamente.

MA 628

Kräuteröl zur äußeren Anwendung bei Gelenk- und Muskelschmerzen.

MA 631

Kräutertabletten zur Stärkung der Verdauungskraft und des körpereigenen Enzymsystems (= Agni), wichtiges Rasayana.

MA 634

Stark aromatisches Kräuteröl, vorwiegend zur äußeren Anwendung.

MP 16

Nasenreflexöl. Bei täglicher Anwendung verbessert es die Abwehrkräfte im Hals-Nasen-Ohren-Bereich, stimuliert die Durchblutung des Kopfes und die Tätigkeit der hormonbildenden Hypophyse.

Bezugsquellen:

Deutschland:
MTC
Maharishi Technology
Corporation B.V.
Postfach 1126
D-41845 Wassenberg
Tel: 0 24 32/23 18 und 24 94

Holland:
MTC
Veldweg 33
NL-6075 NL Herkenbosch
Tel: ++31/4 75/52 91 11
Fax: ++31/4 75/40 40 55

Österreich:
Maharishi Ayurveda Produkte
Biberstraße 22/2
A-1010 Wien
Tel: ++43/1/5 12 78 59
Fax: ++43/1/5 13 96 60

Maharishi Ayurveda
Gesundheitszentrum
Bahnhofstraße 19
A-4910 Ried im Innkreis
Tel: ++43/77 52/8 81 10
Fax: ++43/77 52/881 10-4
E-Mail: versand@ayurvedashop.at
www.maharishi-ayurveda.at

Schweiz:
M.A.P.
Dr. Oliver Werner
CH-6377 Seelisberg
Tel: ++41/43/3 31 27 96
Fax: ++41/43/31 52 86

Zur Aussprache der Sanskrit-Wörter

Sanskrit (samskrita), die alte indische Hochsprache, bedeutet „vervollständigt" oder „zusammengesetzt" (setzen/tun = krta und zusammen = sam). Es ist in zwei Hauptgruppen unterteilt: das ältere vedische Sanskrit und das klassische Sanskrit.

Die übliche Sprechweise ist englisch-phonetisch.

Die Vokale werden wie im Deutschen ausgesprochen. A, i, u sind kurz (â, î, û sind lang, werden aber in diesem Buch nicht berücksichtigt), e und o werden immer lang ausgesprochen.

„Sh" als „Sch"
(Shiva = Schiva)
„V" als „W"
(Vata = Wata)
„Ch" als »Tsch«
(Churna = Tschurna)
„J" als „Dsch"
(Rajas = Radschas)
„Y" als „J"
(Yoga = Joga)
„H" wie das deutsche H, mit einem leisen Nachklang des vorangehenden Vokals.

Adressen und Bücher

Adressen

Deutschland:

Maharishi Ayurveda
Gesundheitspraxis
Iserbrooker Weg 56
D-22589 Hamburg
Tel: ++49/40/45 20 80
Fax: ++49/40/44 76 97

Maharishi Ayurveda
Gesundheitszentrum
Wilhelm-Busch-Str. 1
D-49661 Cloppenburg
Tel: ++49/44 71/8 12 18 od. 5654
Fax: ++49/44 71/8 12 19

Maharishi Ayurveda
Gesundheitszentrum
Geseker Str. 8
D-59590 Geseke-Mönninghausen
Tel.+Fax: ++49/2942/78558

Parkschlösschen Bad Wildstein
Wildbadstr. 201
D-56841 Traben-Trarbach
Tel: ++49/65 41/7 05-0
Fax: ++49/65 41/70 51 20
e-mail: info@parkschloesschen.de
www.parkschloesschen.de

Maharishi Ayurveda
Gesundheits- und Seminarzentrum
Am R.-Kampe-Sprudel
D-56120 Bad Ems
Tel: ++49/26 03/9407-0
Fax: ++49/26 03/31 22
e-mail: info@ayurveda-badems.de
www.ayurveda-badems.de

Maharishi Ayurveda
Gesundheitszentrum Regensburg
Hans-Sachs-Str. 9b
D-93049 Regensburg
Tel: ++49/941/2 67 71
Fax: ++49/941/2 22 94

Österreich:

Maharishi Ayurveda
Gesundheitszentrum
Biberstr. 22/2
A-1010 Wien
Tel: ++43/1/5 12 78 59
Fax: ++49/1/5 13 96 60

Maharishi Ayurveda
Gesundheitszentrum
Bahnhofstr. 19
A-4910 Ried im Innkreis
Tel: ++43/77 52/8 81 10
Fax: ++43/77 52/881104
E-Mail: info@ayurvedaarzt.at
www.ayurvedaarzt.at

Schweiz:

Maharishi Ayurveda
Gesundheitszentrum
CH-6377 Seelisberg
Tel: ++41/41/8205750
Fax: ++41/41/8205286
e-mail: info@mav-seelisberg.ch
www.mav-seelisberg.ch

Die Adressen von Ärzten mit ayurvedischer Zusatzausbildung erhalten Sie bei der

Deutschen Gesellschaft für Ayurveda
Sekretariat: Wildbadstr. 201
D-56841 Traben-Trarbach
Tel: ++49/65 41/58 17
Fax: ++49/65 41/70 51 20
e-mail: ayur-veda@net-art.de
www.ayurveda.de

Transzendentale Meditation (TM)

Grundkurse für Transzendentale Meditation schließen neben der eigentlichen Meditationstechnik auf Wunsch auch Yoga-Asanas und ayurvedische Körper- und Atemübungen ein.

Die Kurse werden in allen Maharishi Ayur-Veda Gesundheitszentren und zusätzlich in mehr als 100 Städten im deutschsprachigen Raum angeboten.

Die genaue Anschrift des TM-Lehrinstituts in Ihrer Nähe erhalten Sie bei:

Maharishi Veda GmbH
Teichwiesen 33
D-49152 Bad Essen
Tel: ++49/54 72/9 77-0
Fax: ++49/54 72/97 71 77
Info-Hotline: ++49/18 05/21 64 21
Info-Fax: ++49/18 05/21 64 22
E-Mail: info@maharishiveda.de
oder info@meditation.de
www.maharishiveda.de
www.transzendentale-meditation.de
www.meditation.de

Schweiz:

TM Info Service
CH-6377 Seelisberg
Tel: ++41/43/33 11 44

Österreich:

ÖGMVW
Österr. Gesellschaft für Maharishis
Vedische Wissenschaft
Biberstr. 22/2
A-1010 Wien
Tel: ++43/1/5 12 78 59

Lieferanten für alle genannten ayurvedischen Produkte und Gandharva-Veda-Musikaufnahmen

Deutschland:

Himmel auf Erden
Maharishi Ayur-Veda Produkte
Gymnasiumstr. 7–9
D-88400 Biberach/Riß
Tel: ++49/73 51/7 35 71
Fax: ++49/73 51/7 17 53

Klosterhof Naturversand
Lothar Herweg
Klosterhof
D-41844 Wegberg
Tel: ++49/24 36/19 15
Fax: ++49/24 36/24 74

Ayur-Veda-Shop
Hans-Sachs-Str. 9
D-93049 Regensburg
Tel: ++49/9 41/2 67 71

Ayur-Veda Naturkost
Elisabeth Bachl
Hohenzollernstr. 17
D-76135 Karlsruhe
Tel: ++49/7 21/9 37 42 97
Fax: ++49/7 21/9 37 42 98

Österreich:

Maharishi Ayurveda Produkte
Biberstr. 22/2
A-1010 Wien
Tel: ++43/1/512 7859
Fax: ++43/1/513 9660

Maharishi Ayurveda Shop
Bahnhofstr. 19
A-4910 Ried im Innkreis
Tel: ++43/77 52/8 81 10
Fax: ++43/77 52/88 1104
E-Mail: versand@ayurvedashop.at
www.maharishi-ayurveda.at

Schweiz:

Sidha Corporation AG
Oberdorf
CH-6377 Seelisberg

Alle Produkte können auch bei den Maharishi Ayur-Veda-Gesundheitszentren bezogen werden.

Konsultationsdienste

Maharishis Vedischer Gesundheitsansatz, Veda-Intensiv-Programm (VIP):

Fragebögen für 37 chronische Krankheiten, darunter auch Hypertonie, koronare Herzkrankheit, Diabetes, Übergewicht und Fettstoffwechselstörungen, können angefordert werden.

Maharishi Vedic Health Center
Kleinbergsbäumchen 7
D-47589 Uedem
Tel: ++49/2825 9385 30
Fax: ++49/2825 5396 83
e-Mail: vedic_health@compuserve.com

Maharishi Jyotish Konsultationsdienst:
Persönlichkeitsanalysen mit Hinweisen auf Gesundheit, Finanzen, Beziehungen zu Partnern, Beruf und spirituelle Entwicklung.

Muhurta: Berechnung des günstigsten Zeitpunkts für Unternehmungen wie Heirat, Geschäftseröffnung, Hausbau, Reisen und wichtige berufliche Aktivitäten.

Partnerschaftsanalysen für private und geschäftliche Verbindungen.

Maharishi Jyothish und Yagya Programme

c/o MERU
CH-6377 Seelisberg
Tel: ++41/41 825 15 25
Fax: ++41/41 825 15 26
e-Mail: jyotish-yagya@Maharishi.net

Maharishi Sthapatya-Veda Konsultationsdienst:

Korrektur von Bauplänen privater, betrieblicher oder öffentlicher Bauvorhaben nach den Gesichtspunkten der vedischen Architektur.

Maharishi Sthapatya-Veda
Konsultationsdienst
c/o MERU
CH-6377 Seelisberg
Tel: ++41/41 825 15 93
Fax: ++41/41 825 15 70

Vastu Bau GmbH
Bahnhofstraße 19
A-4910 Ried
Tel: +43 664 6545951
www.vedahaus.com

Für eine größere Anzahl von Patienten/Klienten können diese Dienste auch in größeren Städten in Deutschland, Österreich und der Schweiz organisiert werden.

Buchempfehlungen

H.-K. Biesalski u.a.
Ernährungsmedizin
Thieme Verlag, Stuttgart

Dr. Schachinger / Dr. Schrott
Gesundheit aus dem Selbst
Kamphausen Verlag, Grünwald

G. Hartmann
Maharishi Gandharva-Veda
Die klassische Musik der vedischen Hochkultur
M.V.U.-Press, Niederlande

T. Nader
Menschlicher Körper – Ausdruck des Veda und der vedischen Literatur
M.V.U.-Press, Vlodrop, Niederlande

Dr. E. Schrott
Ayurveda für jeden Tag
Mosaik Verlag, München

Dr. E. Schrott
Die köstliche Küche des Ayurveda
Mosaik Verlag, München

Dr. E. Schrott
Gesund und jung mit Ayurveda
Mosaik Verlag, München

Dr. E. Schrott/Dr. W. Schachinger
Kopfschmerz muss nicht sein
Aurum Verlag, Bielefeld

Dr. E. Schrott/Dr. W. Schachinger
Gelenk- und Rückenschmerzen müssen nicht sein
Aurum Verlag, Bielefeld

H. Sharma
Freedom from Disease
How to Control free Radicals, a Major Cause of Ageing and Disease
Veda Publishing, Toronto, Kanada

A. Zoller/H. Nordwig
Heilpflanzen der Ayurvedischen Medizin
Verlag Karl F. Haug, Heidelberg

Zu den Autoren

Dr. med. Wolfgang Schachinger

ist Arzt für Allgemeinmedizin und Leiter des Maharishi Ayur-Veda Gesundheitszentrums Ried im Innkreis/Oberösterreich, in dem alle 20 Ansätze des Maharishi Ayur-Veda einschließlich der Pancha-Karma-Reinigungskur angeboten werden. Dr. Schachinger, erfolgreicher Buchautor, Referent und Seminarleiter, ist ebenfalls einer der erfahrensten Ayurveda-Ärzte im deutschsprachigen Raum. Er ist Gründungsmitglied der Österreichischen Gesellschaft für ayurvedische Medizin.

Dr. med. Ernst Schrott

ist Arzt für Naturheilverfahren und Homöopathie in Regensburg und einer der renommiertesten Ayurveda-Ärzte Deutschlands. Seine umfassende Ausbildung in ayurvedischer Medizin erhielt er bei führenden Ayurveda-Ärzten Indiens. Er ist Autor zahlreicher Publikationen und Bestseller über Ayurveda und vedische Bewusstseinstechnologien. Dr. Schrott, Gründungsmitglied und Vorstand der Deutschen Gesellschaft für Ayurveda, bemüht sich seit Jahren in Vorträgen und Seminaren sowie in Rundfunk- und Fernsehsendungen um die Verbreitung des Maharishi Ayur-Veda.

Die beiden Autoren gehören zu den Pionieren des Ayurveda in Europa. Sie leiten die Akademie der Deutschen Gesellschaft für Ayurveda, eine Einrichtung, die sich um eine professionelle Ausbildung für Ärzte und medizinische Heilberufe sowie für medizinische Laien in vedischer Medizin bemüht.

Hinweis an die Leser

Dieses Buch ist nicht für die Diagnose, die Erteilung ärztlicher Verordnungen oder zur Therapie bestimmt. Die Behandlung schwerer Erkrankungen verlangt die genaue Analyse durch einen Arzt, der ein auf die Krankheit zugeschnittenes Behandlungsprogramm zusammenstellen wird.

Verlag und Autoren können keinerlei Haftung für etwaige Schäden übernehmen, die sich aus der praktischen Umsetzung der in diesem Buch vorgestellten Anwendungen und Übungen ergeben. Jeder Leser sollte in eigener Verantwortung entscheiden, wie er mit den Informationen dieses Buches umgeht.

Notizen

Notizen